JN121054

一緒にトレーニング!

薬剤師・薬学生のためのEBM活用法と論文の読み方

編集
上田昌宏
摂南大学薬学部薬学教育学研究室

Kinpodo

編集

上田昌宏　　摂南大学薬学部薬学教育学研究室

執筆者一覧（五十音順）

上田昌宏　　摂南大学薬学部薬学教育学研究室

高垣伸匡　　のぶまさクリニック

清水　忠　　兵庫医科大学薬学部臨床医薬品化学研究室

はじめに

数あるEBM（Evidence-Based Medicine）に関する書籍の中から、本書を手に取っていただき、ありがとうございます。本書は薬剤師・薬学生向けで、「EBMの概念を現場に取り入れたい」「添付文書だけでなく、他の情報を活用したい」「論文を読んでみたいけど、どうやって読めばいいの？」「論文って英語でしょ？　英語は苦手です」といった方を対象にした、EBMの入門書です。

EBMの実践や論文の読み方を学ぶ方法として、勉強会やワークショップへの参加がありますが、書籍でも勉強会のような学習ができるようにと、本書を企画しました。

第1・2・4章では、論文を初めて読むためのいろはを記しました。
第3･5章では、仮想症例シナリオに対して、医学論文を用いるEBMワークショップのような演習を、紙面上で経験できる構成となっています。
コラムでは、各研究で扱う薬に関する基礎薬学の考え方に触れています。現場での一つの問題解決の手段あるいは理解の促進になると思い、盛り込みました。

本書の目的は、インタビューフォームやガイドラインの情報源だけでなく、次のステップとして「医学論文を現場で活用できること」です。医学論文の質は玉石混合であり、いくつかの評価ポイントを押さえながら、適切に内容を吟味する必要があります。もし誤った読み方をして、その情報を使用した場合、患者さんに不利益を与えることになりかねません。トレーニングを重ね、論文の評価・活用方法を身につけて、現場で活用していってほしいと願っています。また、論文結果だけを根拠に医療を提供するのではなく、患者背景などの要素も重要であることも感じ取ってほしいと考えています。

最後に、本書の執筆にあたり、シナリオ作成を担当してくださった髙垣伸匡先生、コラムを担当してくださった清水忠先生に感謝申し上げます。また、完成までの長い間、根気強く支えてくださった編集担当の西堀智子様をはじめとする金芳堂編集部の皆様に心から御礼申し上げます。

2023年夏

上田 昌宏

目次

第1章

EBMの概念を修得しよう

～臨床疑問の提起から医薬品に関する論文の評価・活用を目指す～

EBMとは

EBM（Evidence-Based Medicine）の実践に向けて、医薬品に関する論文（臨床研究）の質を専門的に評価する手法を学び、活用できるようになりましょう。まずは根拠に基づく医療、EBMの説明です。EBMとは、論文や研究結果のデータのみで医療を行うことではありません。EBMには、4つの構成要素があり、それぞれの観点を考慮し、意見を尊重しながら、患者の医療方針や意思決定の支援を行います（図1-1）[1)]。では、丁寧に4つの構成要素を見ていきます。

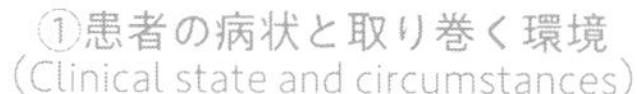

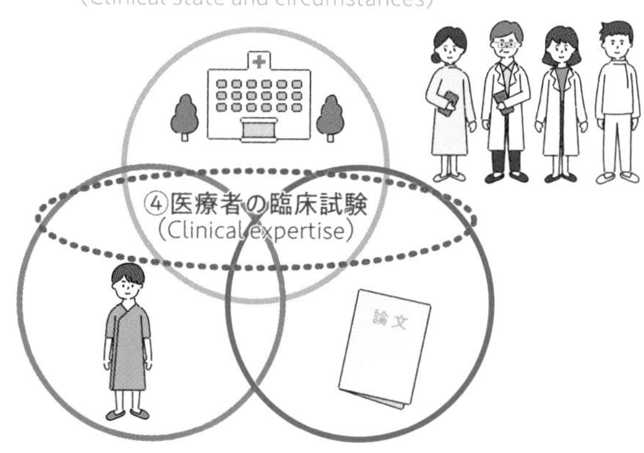

図1-1　EBM実践の構成要素～4つの輪による概念図～
（Haynes RB, et al. Clinical expertise in the era of evidence-based medicine and patient choice. ACP J Club. 2002 Mar-Apr; 136: A11-4. PMID: 11874303より作成）

①**「患者の病状と取り巻く環境」**は、患者それぞれの疾患や今ある臨床状態を考えます。また今ある環境によっては、医療アクセスの利便性が異なることで、患者の行動や受けられる医療が変わります。都心に居住しており、どんな医療でもすぐに受けられる人がいる一方で、遠隔地に住んでいて、医療施設へのアクセスが悪く、選択

肢が十分でない場合もあります。医療にかかるコストもここに含まれるかもしれません。

②**「患者の価値観や行動」**は、患者の性格、好み、病気に対する考え方、価値観や意見を含みます。その患者がどのように生活したいか、医療や生活への考え方が何であるのかを把握する必要があります。その医療を受けることで失うもの・得られるものが、患者や病状、治療次第で異なります。「目の前の患者は意思決定する時に何を重視するか」が大切です。

③**「最善の根拠」**は、臨床研究で得られた知見です。これはエビデンスを隈なく探して使うことを意味せず、今、入手可能な情報を活用することが大切です。情報の質の良し悪しによって、参考にする強度は変わるかもしれませんので、良し悪しを判断できるようになる力が必要になります。注意しないといけないのは、研究結果は多くの患者で得られたデータになりますので（一般論）、それを個々の患者に使えるかどうか（個別化）は別の議論が必要です。「Evidence does not make decisions, people “in contexts” do.」エビデンスは指標になるかもしれませんが、患者への意思決定を決めてはくれません。決めるのは自分自身です。

④**「医療者の臨床経験」**は、医療者のそれぞれのスキルや経験をもとに、患者の臨床状況と好みや行動から、バランスを考慮した価値判断や意思決定のサポートを行うために必要です。また、エビデンスを適切に解釈するために専門的な知識が求められます。そして、患者へ情報提供する場面で、患者が必要とする情報を、患者が解釈できるレベルに落とし込んだコミュニケーションを行う技術にもつながります。

EBMの５つのstep

EBMは目の前にいる患者に最善の医療を円滑に行うためのツールであり、行動指針です。繰り返しになりますが、決して論文などのエビデンスだけで臨床の意思決定をするものではありません。

では、臨床上の問題点や疑問の解決を行うプロセスを5つのstepで考えます。都合の良い論文や結果だけを使うことや、エビデンスの質を評価せずに研究デザインのみで方針を決定し、研究が適切に行われたかの評価なしに決めることは控えましょう。また、利益のエビデンスだけで意思決定をせずに、利益と害のバランス、患者の負担なども考慮することが重要です。以下で、5つのstepを詳しく見ていきます。

Step 1	**臨床問題、疑問の定式化** 「目の前の患者さんに関する疑問や問題点をまとめる」	患者さんの具体的な疑問・問題点を抽出します。
Step 2	**問題解決のための情報検索** 「その疑問・問題に対して最も妥当な情報を探す」	解決に役立つような情報を検索します。
Step 3	**情報の批判的吟味** 「手に入れた情報を批判的に吟味する」	見つけた情報の信頼性を確認するために、情報の吟味を行います。
Step 4	**手に入れた情報の適用** 「その吟味した結果を活用する」	情報だけでなく、常識や患者の想い、願い、我々医療者の経験も含めて判断しましょう（EBMの４要素を意識します）。
Step 5	**評価・振り返り** 「疑問・問題解決の流れを振り返る」	**Step 1〜4** を振り返り、各stepの行動を省察し改善する方法を模索します。

EBMの5つのstepは、患者にとってより良い医療を選ぶための手順であり、これは私たち医療者が「良いもの」を選ぶために、自然と実践している方法そのものです。

Stepとその順番を理解するため、読者の皆さんが「何か選択をするとき」にどのような思考過程を経ているのか、考えてみましょう。以下に、日常生活の例と医療現場の例を示します。

例1 ランチでイタリアンを食べたい。お店選びはどのように考えるか。

早速、EBMの5 stepsに沿って表現してみます。

Step 1	臨床問題、疑問の定式化	どんなお店に行きたいか自分の気持ちや要素（味・雰囲気・値段、一緒に行く相手の好みなど）を検討します。
Step 2	問題解決のための情報検索	Step 1の条件に合うようなお店に関する情報を探します（Googleなどを使いますね）。
Step 3	情報の批判的吟味	見つかった情報が妥当か検討・吟味します。店の雰囲気や値段の適正を評価します。
Step 4	手に入れた情報の適用	実際にランチに行ってみます。
Step 5	評価・振り返り	お店はどうだったか、検索や吟味が十分であったかかどうか考えます。

少しイメージがつきましたか？　では、医療現場に当てはめてみます。

例2 高血圧患者のAさんの血圧が半年前に比べて上昇している。脳出血が怖いらしく、そろそろ病院に行って薬をもらわないといけないかと悩んでいる。

EBMの5 stepsに当てはめますと……。

Step 1	臨床問題、疑問の定式化	未治療のAさんに合う薬は何があるのか、治療が必要なのか、気持ちや要素（効果・値段なども含めて）を検討します。
Step 2	問題解決のための情報検索	Step 1の条件に合うような薬に関する情報を探します（論文ならPubMedを使うことが多いですね）。
Step 3	情報の批判的吟味	見つかった情報が妥当か信頼できるものか、その患者に使えるか検討・吟味します。
Step 4	手に入れた情報の適用	Aさんに薬物治療について、情報を活用し話をしてみます。
Step 5	評価・振り返り	Aさんの反応はどうだったか、検索や吟味が十分であったかかどうか考えます。

イメージが膨らんできましたか？　では以下で、各stepについて詳しく解説をしていきます。その前に「Stepへの入り口」を知っておきましょう。

Stepへの入り口、問題・疑問の区別

自分自身が抱える疑問や患者の問題は、2つの疑問に分けることが

できます。これを「背景疑問（Background Question）」と「前景疑問（Foreground Question）」と呼びます。

まず、**背景疑問**とは、病態や医薬品についての一般的な知識を問う疑問のことです。5W1Hで問えるような内容です。例えば、高血圧とはどういう病態か、治療薬は何があるか、治療薬のARB（アンジオテンシン受容体遮断薬）の薬理作用はどのようなものか、などです。単語で調べると簡単に検索でき、答えが見つかるかもしれませんね。

次に、**前景疑問**とは、臨床上の判断や行動を決定するための専門的な知識を問う疑問です。例えば、高血圧の患者にARBを投与することで心筋梗塞をどの程度予防できるか、です。このように単純な検索では答えが見つかりにくく、様々な情報を探し吟味することで自分なりの答えを見つけなければなりません。このような疑問に対しては、先述のEBMの5 stepsで取り組むことが大切です。では、5 stepsを見ていきましょう。

Step 1 問題の定式化

「臨床現場で情報が必要になったとき＝疑問が生じたとき」に、その疑問を解決するために、患者情報を抽出し、整理する必要があります。これを「**PICO（PECO）**」と呼ばれる形式で表わすことができます。

P	Patient and/or Problem	患者の問題点や疑問
I/E	Intervention/Exposure	介入/曝露
C	Comparison	比較対照
O	Outcome	アウトカム

※T（Time：時間）を加えて「PICOT」と呼ぶこともあります。

ここでも、医療以外の例と医療の例を挙げていきます。

例1 高校生Aさんが薬系大学入学へのモチベーションを上げるには何をすべきか。

P(患者の問題点)	薬学部を志望する高校生Aさん
I（介入）	インターネットで参加できるバーチャルオープンキャンパスに参加
C（比較対照）	現地に行ってオープンキャンパスに参加
O（アウトカム）	その大学に行きたい気持ちがたかぶるか

例2 未治療で血圧が高いAさんに対する降圧治療は何が良さそうか。

P（患者の問題点）	血圧が高いAさん、薬は服用していない
I（介入）	ARBを服用する
C（比較対照）	ACE-I（アンジオテンシン変換酵素阻害薬）を服用する
O（アウトカム）	・血圧は低下するか ・心筋梗塞の発生頻度は低下するか

Step 2 問題解決のために情報を検索

臨床上の問題を解決するために、現在入手可能な最良の情報を探し出すことが大切です。検索するときにPICOを活用しましょう。PICOで挙げた単語を組み合わせ、医学情報のデータベースを使って検索します。データベースは無数にありますが、本書では「PubMed」を主に扱います。他には「Cochrane Library」や、有料になりますがエビデンスをまとめてくれている「Up To Date」や「DynaMed」があります。では例として**Step 1**の例２を、PubMedで検索してみましょう。PubMedのデータベースの検索バーに、PICOであるそれぞれの単語

「hypertension, ARB, ACE-I, myocardial infarction」と入力してみます。普段のインターネット検索のように、文章ではなく単語で検索してみるのが良いですね。目の前の患者と完全一致する情報はないこともあります。その場合、近い患者背景の情報をいくつか読んでみると問題解決のヒントが見つかるかもしれません。

Step 3 手に入れた情報の批判的吟味

研究結果から得られた情報そのものの妥当性（**内的妥当性**）と、研究結果を患者個人や一般の集団に当てはめることの妥当性（**外的妥当性**）を考える必要があります。ここでは、得られた情報に関する2つの妥当性の検証を行います。論文は日本語に翻訳されていれば、十分に理解できるというものではなく、専門用語を理解し、必要な情報を読み取らないといけません。詳細は、第2章「ランダム化比較試験（RCT）とは」（→p.11）や第4章「システマティックレビュー（SR）とは」（→p.143）で解説していきます。

Step 4 手に入れた情報の適用

入手した情報から、患者にどうアプローチするかを考え（外的妥当性）、実際に行動します。論文をはじめとする医学情報を読んで、「統計学的有意差（以下、有意差）があるから実施する、有意差がないから実施しない」という判断で良いかというと、そうではありません。有意差がないとわかったときも、医療者は何をすべきかを考えなければなりません。実際、有意差がなくとも、その治療を実施することもあります。先述のEBM実践の4つの構成要素である「最善の根拠」「患者の病状と取り巻く環境」「患者の価値感と行動」「医療者の臨床経験」の各要素を統合して、医療を実践していくことになります。

例えば「ある薬剤の治療効果が高い」だけでは、実際の適用につながらないこともあります。患者の健康状態や年齢、薬の副作用やコスト、各施設などの医療現場や環境、医療者の専門性などの要素が絡み合い、バランスを考えることで、「適用」は**変化**します。有意差があっても実施しないことになります。有意差の有無だけで、行動を決めるのではなく、各結果の値を意識して、総合的に判断することが大切です。

Step 5 評価・振り返り

最後に、上記の各stepについて振り返りを行い、今後の行動の改善策を考えます。例えば、患者や他の医療者が納得できずに話が終わった場合は、**Step 1**のPICOの立て方が良くなかったのか、**Step 2**で、検索が不十分でその患者に近しい論文が見つからなかったのか、**Step 3**の評価が甘かったのか、**Step 4**でうまく話ができなかったのか、様々なことが考えられます。一つ一つ振り返って新しい問題や疑問が見つかったら、**Step 1**から始めてみることで、知識や経験を深めることができます。

参考文献

1) Haynes RB, et al. Clinical expertise in the era of evidence-based medicine and patient choice. ACP J Club. 2002 Mar-Apr; 136: A11-4. PMID: 11874303.

（上田 昌宏）

第2章

ランダム化比較試験（RCT）とは

～治療効果を検証する代表的な
研究手法を学ぼう～

ランダム化比較試験とは何だろう？

ランダム化比較試験（Randomized Controlled Trial：RCT）とは臨床研究の方法の一つです。多くの医薬品はこの研究が実施され、有効性が認められることで世に出ていきます。具体的には、ある疾患の患者を集め、無作為（ランダム）に2群（「新規薬剤を投与する介入群」と「プラセボ（偽薬）や既存薬を投与するコントロール群」）に振り分け、それらの患者を追跡し、その効果を検証する研究手法です。例えば、高血圧患者を集め、2群にランダムに振り分け、一方は降圧薬（介入群）、もう一方はプラセボ（対照群）を投与し、死亡の発生（効果、アウトカム）を測定します。

RCTの基本構造

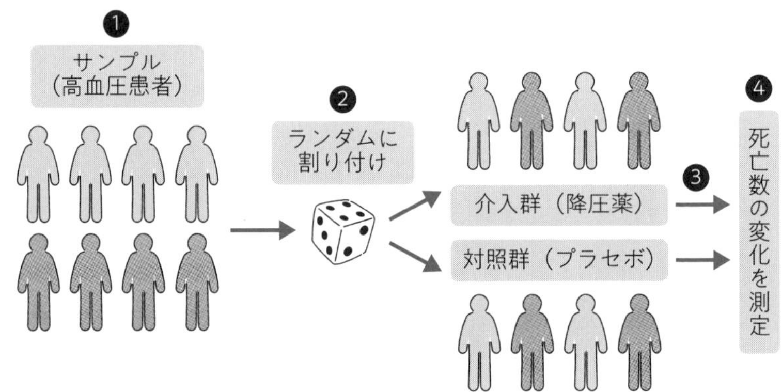

図2-1　RCTの基本構造（降圧薬の例）

図2-1を解説しますと、以下の通りになります。

① 母集団（例：大規模な高血圧患者）からサンプル（例：一部の高血圧患者）を抽出します。

② ランダム（均一）に患者を振り分けます（グループ割り付け）。
③ 両群を「脱落（試験から外れる）」がないか慎重に追跡します。
④ アウトカム（死亡）が発生したらカウントし、発生がなければ追跡期間終了まで追跡します。

これがRCTの基本です。臨床試験の扱う内容や状況によって、個別の研究はそれぞれに個性的な構造を取ります。

なぜRCTが重要なのか

例えば、高血圧の患者を集めてきて、降圧薬を投与した場合のみの研究を考えてみてください。その結果、とても長生きしたとします。果たしてそれは、降圧薬のおかげなのでしょうか？　薬を飲まなくても長生きしたかもしれません。もしかしたら、一部の患者がとても気を使った生活をしていた、あるいは他の薬を飲んでいた人が長生きしたのかもしれません。降圧薬のおかげで長生きしたとは言い切れないのです。

では、降圧薬あるいはプラセボを投与すること以外は同条件の患者を集め、一定期間どちらかを服用してもらい、それらの患者を追跡していった結果を比べてみてはどうでしょうか。その結果、降圧薬を飲んでいた患者のほうが長生きすれば、降圧薬の効果が確かにあったと思いますよね。このように同じ条件の2群（降圧薬 vs プラセボ）に分け比較し、経過を見ていくことは極めて重要なわけです。

さて、RCTの研究ならばすべて信頼してOKなのでしょうか。そうとは限りません。その判断をするために中身を吟味していく必要があります。これを「研究の質」「内的妥当性」の評価とも言います。また、OKでない原因（バイアス）は図2-2の①～④上にあります。

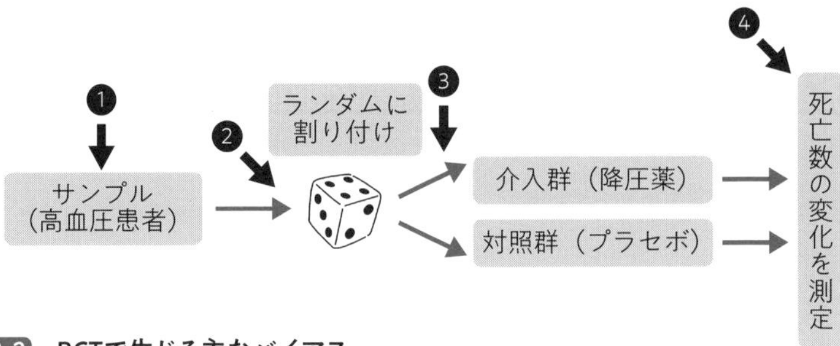

図2-2　RCTで生じる主なバイアス

①のバイアスは降圧薬の効果が出やすいように、集めてくる**患者数を恣意的に**決めることです。

②のバイアスは降圧薬の効果が出やすいように、恣意的に患者を**2群に振り分ける**ことです（例えば、症状が軽い患者を介入群に、症状が重い患者を対照群へ振り分けます）。

③のバイアスは降圧薬の効果が出やすいように、患者が**どちらの群に割り付けられているか**を、医療者・患者あるいは試験関係者が**把握している**ことです（それぞれの心理面に影響を与えます）。

④のバイアスは降圧薬の効果が出やすいように、**恣意的な解析を行う**ことです。

現在は、世界統一基準であるCONSORT（Consolidated Standards of Reporting Trials）声明に基づいてRCT論文が作成されますが、もしかすると、このように、研究者の都合の良い結果が出るように研究が実施されている可能性が否定できません。そのため、その結果を鵜呑みにし、臨床で活用することは危険だと思いませんか？　こういったデータを判断できるように、情報を批判的吟味すること（内的妥当性の評価）はとても重要です。

論文の構成とは

RCTは論文として掲載され、概ね6項目で構成されています。雑誌によって異なりますが、「抄録（Abstract）」「背景（Background）」「方法（Methods）」「結果（Results）」「考察（Discussion）」「結論（Conclusion）」です。

「抄録」には、論文の要約が載っています。「背景」には、これまでの研究経過や社会情勢、研究を始めるきっかけなどに関する記述があります。「方法」では、研究をどのように実施したか書かれています。そして、その方法で行われた「結果」があり、得られた結果からの筆者の考えが「考察」に述べられています。最後に、「結論」として本研究がまとめられています。

どうやってRCTを吟味・評価していくのか

＜1 RCTを全文読む必要はない!?＞

研究の中身を評価していくには、論文（英語で書かれていることがほとんど）を読んでいくしかありません。しかし、全文を読む必要はありません。一から読むのは大変です。まずは論文の最初のページに「抄録」がついていますので、ざっくり読んでみて論文のPICOと結果を確認しましょう。すべての論文を読んでいくのはとても大変です。論文のPICOが解決したい疑問のPICOと一致（類似）すれば読み進めて、一致しなければ急ぎで読む必要のない論文になります。

＜2 論文の重要な部分だけをチェック＞

論文の批判的吟味は、示された事実を評価することです。論文の評価を行うには、「抄録」では情報量が少なく不十分のため「方法」「結果」を見ていきます。この２項目で十分です。先述のバイアス①～④の確認とその結果を見ていきます。確認ポイントの順番は、②ランダム化の分け方は適切か？→③盲検化の範囲は？→①研究対象者はどのように決められたか？→④全員の解析が行われているか？　です。「結果」については、図表を確認すれば読み取れることが多いです。なければ文章から読み取りましょう。

なお、すべての論文を全文読まない理由として、私たち医療者は研究を行うために論文を読むわけではなく、活用するために読むことが多いからです。そのため、細かく読む必要はないのです。もちろん深く勉強するには「抄録」から「結論」まで読むべきですが、場面に応じて読み方を変えていきましょう。

＜3 RCTを読むためのお役立ちツール＞

英語の壁は、Google翻訳・DeepL翻訳（英文の翻訳）やライフサイエンス辞書（医療用語の英語辞書）を用いて取り払いましょう。またブラウザの機能で、webページ全体を翻訳してくれます。

そして論文を全文読むのは大変なので、**単語**検索を行い、主要な項目を読みましょう。ちなみにパソコンで読む場合、pdfファイル上で単語検索（WindowsならCtrlキー＋F、Macならcommand＋F）が行えます。またスマートフォンやタブレットならば、検索ボタンがあります。是非、活用してみてください。

以下のチェックシートでは、重要なキーワード（単語）を記載しています。キーワードがいくつかある場合、全部のキーワードを検索する必要はありません。論文を理解する上で重要なことを抽出するのが目標です。しかし、キーワード検索で見つからない場合もあります。該当するキーワードが使われていない論文もありますので、その場合はキーワードにこだわらず、翻訳して読み進めてください。

ではRCTは、以下の**チェックシートを用いて読んでいきましょう**。内容の信頼性を評価するためにキーワード検索で重要な部分を読み、研究結果を確認するために図表を見るクセをつけていきましょう。また、以下のチェックシート内のポイント①〜⑤は論文の内的妥当性を、ポイント⑥は結果について確認します。たとえ内的妥当性が不十分な研究であっても、その内容を臨床で使えないわけではありません。不十分な理由が妥当であるか（恣意的な操作はないか、結果への影響が少ないか）が大切です。結果についても「有意差があるから良い論文」であるわけではありません。有意差だけでなく発生頻度や割合まで見て「臨床上意味のある数値であるか？」を考えることが、適用する際、重要になります。

<4 ランダム化比較試験・チェックシート>

● 論文の作られ方、研究のデザインを確認する

ポイント①：論文のPICOは？

臨床場面から問題解決のキーとなる用語を取り出すために、論文内の“PICO”を抽出します。目の前の患者と異なる場合は、その論文をパスして他の論文を探しても良いかもしれません。

※金芳堂本書サイトより、以下のチェックシートがダウンロードできます。ご活用ください。

確認点1：この研究の対象患者（キーワード：participant, patient, population, criteria）はどのような患者か？

● 参加基準：include, inclusion, criteria

● 除外基準：exclude, exclusion, criteria

確認点 2：この研究における介入（intervention, assign, receive, enroll）は何か？（投与量・期間も記載）

確認点 3：この研究における比較対照（comparison, assign, receive, enroll）は何か？（投与量・期間も記載）

確認点 4：この研究の主要評価項目（注1）（primary outcome/endpoint）は何か？

確認点 5：この研究の副次評価項目（注2）（secondary outcome/endpoint）は何か？

注1）主要評価項目：研究で一番明らかにしたい項目であり、その仮説を検証するために研究がデザインされている。
注2）副次評価項目：上記以外の検討した項目であり、今後の研究のタネになるような仮説を生成するために設定される。

確認点 6：この研究の安全性評価項目（**safety outcome/endpoint, adverse event**）は何か？

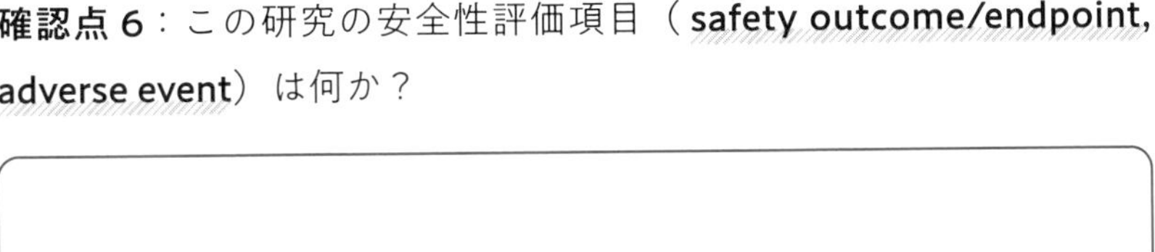

ここからは、論文の**内的妥当性**を確認していきます。チェックがついた項目が多いからと言って、必ず質が高い研究とは言えません。肯定的なチェック項目を満たさなかった理由を一つ一つ考えていくことが大切です。例えば、満たさなかった項目によって、いろいろな影響（バイアス）が排除できていない研究（質の低い研究）だったのかもしれません。そのため、研究結果を臨床に当てはめるのが難しいのかもしれません。一方、満たせなかった理由は正当で、結果に大きな影響を与えない項目なら、質の判断が変わることはないでしょう。条件（疾患、薬剤など）によっては、すべての項目を満たすことができないこともあります。

ポイント②：グループに分けは適切か？

研究対象者が適切に2つ以上のグループに分けられている（割り付けられている：**assign**）か、その割り付けは両群の患者背景が偏っていないかを確認します。

確認点 1：この研究対象者の割り付け方法はどれか？
（**random, computer, central, block, stratification**）
□ランダム化（コンピューターやweb登録方法を使用）
□ランダム化（詳細な記載なし）
□ランダム化でない方法　□その他（　　　　　　　　）　□不明

確認点 2：コンピューターなどで割り付けされており、両グループで割り付けは隠ぺい化されているか？（**conceal**）
□隠ぺいされている　　　□隠ぺいされていない　　□不明

確認点 3：割り付けられたグループ間の研究対象者のベースラインは均等か？（**baseline**）
□均等
□均等でない（どの項目が？：　　　　　　　　）　□不明

ポイント③：盲検化や企業の関わりは？

まず、患者や医療者、研究関係者にとって、治療の方法や薬の投与が誰にされたのかわからないようになっているかを確認します。他に、製薬企業の関わりを見ていきます。盲検化されていないと、患者・医療者・研究者が研究に影響の出る行動をしてしまうかもしれません。製薬企業についても同様です。

確認点 1：盲検のレベルはどこまで行われているか？
（**blind, unaware, independent, label, known**）
□二重（以上）盲検　□一重盲検　　□オープンラベル（非盲検）
□盲検できない　　　□不明

確認点 2：どのような人が盲検の対象となっているか？

（**blind, unaware, independent, label, known**）

□対象者（患者）　□実施者（医療者）　□評価者

□その他（解析者など）　□不明

確認点 3：製薬企業はどのような関与をしているか？

（**sponsor, fund, support, provide, grant**）

□ 研究のデザイン　□ 研究の実施　□ 研究の解析

□ 研究資金の提供　□ 薬剤の提供　□ なし　□ 不明

□ その他（　　　　）

ポイント④：サンプルサイズは計算されているか？

起こり得るエラー（注 3）を考慮し、研究に必要な人数やイベント数が設定されているかを確認します。また、実際の参加人数と比べて設定条件を満たしているかも確認します。

確認点 1：事前に基準を決めているか？

（**alpha, level, power, error**）

□αレベル　（α ＝　　　　）

□検出力　（Power ＝　　　%）

□不明

注3）エラーについて
αエラー：「第一種の過誤」と言い、薬の効果がないにもかかわらず、効果があると間違えるエラー。αレベルで表されることが多い。10%だと、10回に1回起こり得ると想定している。
βエラー：「第二種の過誤」と言い、薬の効果があるにもかかわらず、効果がないと間違えるエラー。Powerで表されることが多く、「1-Power=βエラー」と算出できる。Power=90%だと、10回に1回起こり得ると想定している。

確認点 2：サンプルサイズの計算方法はどれか？
（sample, size, event, require, enroll, calculate）
□必要参加人数　□必要発生イベント数　□不明

確認点 3：計算されたサンプルサイズ（or必要発生イベント数）と実数はいくつか？
計算値　　　　　人、実数　　　　　人

ポイント⑤：　研究結果の解析対象者はどの範囲か？

研究者の都合の良い患者のみを解析するのではなく、全員解析されることが理想です。しかし研究デザインによっては、全員を解析対象としない場合がありますし、難しいときもあります。その場合、解析対象はどの範囲か、追跡数は十分であるか、追跡率を見ておきましょう。なお、解析方法は表 2-1の通りです。

表 2-1　解析方法

Intention To Treat（ITT）解析	割り付けた参加者数通りに解析する方法
Full Analysis Set（FAS/Modified ITT）解析	一度も介入を受けず、試験に参加していないものと見なせる参加者を除き、解析を行う方法
Per Protocol Set（PPS）解析	研究プロトコールに従った参加者のみを解析対象とし、解析を行う方法

有意な差がつきやすいのは「ITT＜FAS＜PPS」とされており、研究デザインにより使い分ける必要があるとされています。また、ITT解析と記載があっても、研究開始時と解析人数が異なる場合があります。追跡率を見て、結果に影響を及ばさない程度か確認する必要があ

ります。

確認点1：解析方法は何か？（**intention to treat, modified ITT, full analysis set, per protocol set**）

□割り付けた人全員（ITT解析）

□一度も治療を受けていない人を除外（FAS解析）

□Per Protocol Set解析（PPS解析）　□不明

確認点2：全員が解析されていない場合（ITT解析以外）、解析できた割合は何％か？（**figure, table**）

ベースラインの人数　　　人

結果の解析人数　　　人　（解析率　　　％）

ポイント⑥：論文の結果を確認する

結果が「比」または「差」のどちらで表されているかで、基準となる値が変わります。比であれば「1」を中心にし、差であれば「0」を中心に見ていきます。このとき結果の値（図2-3の■）だけ見るのではなく、**95％信頼区間**（Confidence Interval：CI）を確認しましょう。

95％CIが「**比**」で表されている場合、区間が1をまたいでいなければ、統計的な有意差があると言えます（図2-3の①④）。一方、またいでいれば、有意差はありません（図2-3の②③）。「**差**」であれば0を基準に考えますので、区間が常に正や負の値であれば、有意差がついていますし（図2-3の①④）、正負両方の値を示していれば、有意差はありません（図2-3の②③）。

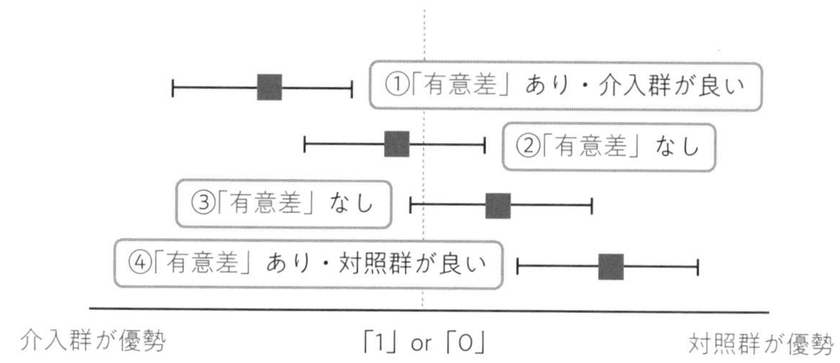

図 2-3 95% CIから有意差を判断する方法

確認点 1：Primary Outcomeの表記は何か？

（**ratio, difference, risk, hazard**）

□リスク比（Risk Ratio, Relative Risk：RR）

□ハザード比（Hazard Ratio：HR）

□オッズ比（Odds Ratio：OR）

□平均値の差（Mean Difference：MD）

□リスク差（Absolute Risk：AR）

□その他（　　　　　　　　　　　）

確認点 2：Primary Outcomeの結果の効果推定値は？

〔例：0.80（0.73-0.87）、p<0.001、介入 914（21.8％）、比較 1117（26.5％）〕

数値（95％CI）：　　　　　　　　　　　　p値：

介入群の発生数と割合：　　　　　　対照群の発生数と割合：

確認点 3：その結果に有意差はあるか？

□介入群が有意　□対照群が有意　□両群に有意差はない

確認点 4：Secondary Outcomeの効果推定値は？　気になるものを書こう。

〔例：心筋梗塞、HR0.80（0.71-0.89）、p<0.001、介入558（13.3%）、対照693（16.5%）〕

項目①：　　　　　　数値（95%CI）：　　　　　　p値：

介入群の発生数と割合：　　　　　　対照群の発生数と割合：

□介入群が有意　　□対照群が有意　　□両群に有意差はない

項目②：　　　　　　数値（95%CI）：　　　　　　p値：

介入群の発生数と割合：　　　　　　対照群の発生数と割合：

□介入群が有意　　□対照群が有意　　□両群に有意差はない

項目③：　　　　　　数値（95%CI）：　　　　　　p値：

介入群の発生数と割合：　　　　　　対照群の発生数と割合：

□介入群が有意　　□対照群が有意　　□両群に有意差はない

確認点 5：安全性の評価の結果で気になる結果はあるか？

〔例：低血圧104（2.2%）vs83（1.8%）、p＝0.13〕

（上田 昌宏）

第3章

EBMトレーニング①

～RCT～

提示した仮想症例シナリオを用いてEBMの 5 Stepsを仮想体験します。本章では、代表的な研究タイプであるRCTを扱います。

まず、症例患者から問題点を抽出しましょう（Step 1）。次に、その中から最も解決したいPICOについて検索を行います（ Step 2）。検索で多くの論文が見つかりますが、指定された論文の批判的吟味をし（Step 3）、その情報をもとに患者の背景を加味しながら適用します（Step 4）。最後に、一連の流れを振り返ります（Step 5）。補足として課題論文以外の論文を紹介しますので、読んで今後に活用していきましょう。

※本文中に記載の論文の行数は、原著の行数になります。

トレーニング 1日目

＜ 仮想症例シナリオ ＞

ある日、あなたの勤める薬局にＡさんがやってきた。Ａさんは、60代の男性で初診であった。総合病院の院外処方せんをカウンターに出して、薬局薬剤師のあなたの一般的な説明を聞いていた。内服の内容は「カルシウム拮抗薬が１種類」「胃の粘膜保護薬が１種類」である。あなたは「高血圧の患者さんなんだな」と思った。

Ａさん：あの……、ちょっと質問いいですか？

あなた：はい？

Ａさんは、自分の母親の話を始めた。

Ａさん：私の母はもともと血圧が低くて、高い方（収縮期血圧）が 100 mmHg に達しなかったんです。低血圧で、いつも「朝がつらい」とこぼしていました。でも、家族の誰よりも早起きで、冬は部屋を温めて、温かい朝ごはんを作って、みんなが起きるのを待っていました。

Ａさんの目線が、あなたから少しそれている。

Ａさん：ある冬の朝、父が起きると母は居間で倒れていました。ストーブに手を伸ばし倒れていたので、部屋を温めようとしたのか……。

あなたは、いつもする服薬指導などの説明を呑み込んで、処方せんを手にしたまま、ぎこちなく相槌を打った。

Ａさん：病院に運ばれて検査を受けると、母は脳出血でした。そのまま緊急手術で、頭の中の血塊を取ってもらいました。夜になって手術室から戻ってきた母は半分動かなくなった体で、ベッドでのたうちまわっていました。呂律の回らない口で「こんなに、こんなに……、つらい……」とつぶやいていて……。

Aさんにかける適切な言葉が思いつかないまま、あなたは声を出した。

あなた：は、はい。本当に……。なんと言って良いか……。

Aさん：あ、すいません。急に家族のことなんて。聞きたいことは違うんです。血圧は低いほうが良いのは、本当でしょうか？　母は低かったんです。確かに血圧手帳を見ると倒れる1週間前ぐらいは、ときどき血圧が高くて（収縮期血圧が）150 mmHgぐらいでした。でも、そんな程度だったんです……。
私の（収縮期）血圧は140 mmHgぐらいですが、念のため下げようと、お医者さんに言われたんです。でも母のことを思い出すと、意味があるようには思えなくて……。

あなたは手にしていた薬のパンフレットも、ハンドアウトも机に置いた。そこで、Aさんに数日かけて調べさせてほしいと申し入れた。

数時間後、あなたは帰路につきながらAさんの話を思い出していた。頭の中でPICOを何種類か立ててみて、血圧と脳卒中発症の関係性について知ろうと思った。そして、バスに乗ってからタブレットで検索し、1本の論文に行きついた。

あなた：あ、これ……、勉強会で読んだことがある！

論文は「SPRINT研究」というランダム化比較試験であった。あなたはバスの椅子に深く身を沈めて、論文の吟味を始めた。

（髙垣 伸匡）

< Step1 臨床問題の定式化 >

シナリオの患者が抱える問題をPICO形式で整理します。なんでもOKですので、いっぱい考えて書き出しましょう。

P（患者の情報）		
I（介入）	C（比較）	O（結果）

以下の【例】は筆者の考えたものになります。

【例】

P（患者の情報）		
60代男性、高血圧、収縮期血圧が140 mmHg。 母が脳出血の既往あり。普段の血圧は低い傾向だったが、亡くなる1週間前は150 mmHgであったときもある。 高血圧の治療について疑問視している。 カルシウム拮抗薬1種類、胃の粘膜保護薬1種類が開始。		
I（介入）	**C（比較）**	**O（結果）**
①血圧を10～20 mmHg下げる ②カルシウム拮抗薬を内服 ③降圧効果について丁寧に服薬指導する	①血圧を現状維持（140mmHg）する ②他の降圧薬（ARB、ACE阻害薬、サイアザイド系利尿薬、β遮断薬）の内服 ③これまで通りの服薬指導をする	脳卒中 血圧 心血管イベント ふらつきや失神などの有害事象 QOL コンプライアンス アドヒアランス 信頼感 満足感

< Step2 問題解決のための情報検索 >

問題解決の参考となる情報を検索しよう。まず、**Step 1**で立てたPICOから解決したいPICOを選びます。それをキーワードとして実際に検索してみましょう。

PICOから抽出した重要なキーワード

検索単語

検索結果より、気になる論文をピックアップします。

気になった論文（PMIDだけを記載するのでもOKです）

そして、その「Abstract（抄録）」を読みPICOを抽出し、患者さんのPICOと合致していそうな論文をしっかり読んでいきましょう。

では、今回は降圧に関する以下の【お題論文】が検索で見つかったと想定して、チェックシートを使って読み進めていきます。

【お題論文】 PMID：26551272

A Randomized Trial of Intensive versus Standard Blood-Pressure Control. N Engl J Med. 2015 ; 373 : 2103 -2116 .

以下の【例】は筆者の考えたものになります。

【例】

キーワード

高血圧（hypertension）、血圧（blood pressure）、下げる（lower）、脳卒中（stroke） など

検索単語

hypertension, blood pressure, lower など

気になった論文

①心血管疾患がない患者に対する血圧降下についての研究

Blood-Pressure Lowering in Intermediate-Risk Persons without Cardiovascular Disease. N Engl J Med. 2016 ; 374 : 2009 -2020 . PMID: 27041480

②心血管イベントに対する減塩の効果の研究

Effect of Salt Substitution on Cardiovascular Events and Death. N Engl J Med. 2021 ; 385 : 1067 -1077 . PMID: 34459569

③糖尿病患者への降圧に関する研究

Effects of intensive blood-pressure control in type 2 diabetes mellitus. N Engl J Med. 2010 ; 362 : 1575 -1585 . PMID: 20228401

④ACE阻害薬にアムロジピンを追加した研究

Benazepril plus amlodipine or hydrochlorothiazide for hypertension in high-risk patients. N Engl J Med. 2008 ; 359 : 2417 -2428 . PMID: 19052124

今回行った筆者の検索の手順は、以下の通りです。

まず、**Step 1**で挙げたPICOから解決したい項目を挙げます。例えば高血圧患者（P）に、血圧を下げる場合（I）と下げない場合を比べて(C)、脳卒中の発生頻度はどうなるか(O)、キーワード設定しました。

例えば、PubMed上で、キーワードとした、「hypertension stroke」と検索しますと、約40,000件と膨大な数がヒットしました。これをすべて読むのは至難の業です。そこで、RCTに絞り検索する機能を使い、検索し直します。まず「Randomized Controlled Trial」にチェックを入れると約2,000件に絞られました。また「Display options」の項目にソート機能もあります。よく使うのは「Best match」や「Most recent」ですが、今回は「Best match」を選択して検索をかけました。このように機能や検索単語を工夫することで、絞り込みをかけることができます（図3-1）。

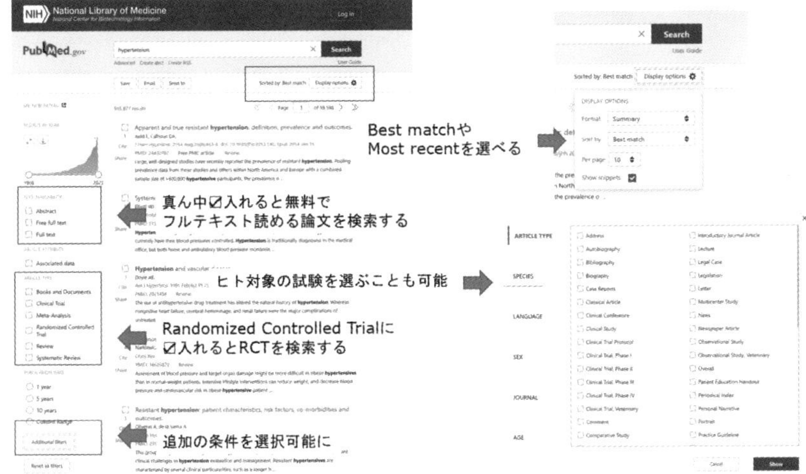

図 3-1　PubMedの画面イメージ

それでもヒットする数は多く、全部に目を通すのは難しいので、タイトルからPICOに合いそうな論文を選び、「Abstract」から目を通しましょう。PICOに一致しなくとも、気になる論文はストックしておいて後で読んでみるのもいいですね。もし他にも気になる単語があれば、追加して検索してみてください。検索することで、新たなPICOが生まれることもあります。

＜Step 3 情報の批判的吟味＞

得られた情報が信頼できるか確認していきましょう。第2章の「4. ランダム化比較試験・チェックシート」（→p.17）を使って論文（Abstractだけではなく本文）を読んでください。

※金芳堂本書サイトより、チェックシートがダウンロードできます。ご活用ください。また、本論文の回答例も確認できます。

お題論文に関する問題演習

論文とチェックシートを使いながら以下の問題に取り組んでください。その後、解説を読んで理解を深めます。

Q1 本論文の対象患者に関する以下の記述のうち、誤っている選択肢を1つ選べ。

a. 50歳以上の患者が含まれている。

b. 収縮期血圧が130〜180 mmHgの患者が含まれている。

c. 何かしらの心血管リスクを抱えている患者が含まれている。

d. 糖尿病患者が含まれている。

Q2 本論文の患者に対して、治療に関する以下の記述のうち、正しい選択肢を2つ選べ。

a. 標準治療群として、収縮期血圧が140 mmHg未満となるよう治療を行う。

b. 厳格治療群として、収縮期血圧の制限はなく、多くの薬を投与するような治療を行う。

c. 治療薬の選択に関して、推奨される薬剤の候補は挙げられていない。

d. 投与薬剤の調整は3回の血圧測定の平均値に基づいて行われた。

Q3 **本論文のアウトカムの指標に関する以下の記述のうち、正しい選択肢を1つ選べ。**

a. 主要評価項目の中に、全死亡数が含まれている。

b. 主要評価項目の中に、心筋梗塞に至る急性冠症候群が含まれている。

c. 副次評価項目は、主要評価項目を個別に観測したものである。

d. 副次評価項目は、主要評価項目に加えて、狭心症による入院が含まれている。

Q4 **本論文のグループ割り付けに関する以下の記述のうち、誤っている選択肢を1つ選べ。**

a. 割り付けが行われた手法は、ランダム割り付けである。

b. 割り付けは施設ごとに行われている。

c. 割り付け結果から、両群の各項目の割合はほぼ1：1である。

d. 割り付けた結果、75歳以上が大半を占めている。

Q5 **本論文の盲検化や出資者に関する以下の記述のうち、正しい選択肢を1つ選べ。**

a. 二重盲検化されている。

b. 盲検化の対象者は明確に書かれていない。

c. アウトカムの評価者は盲検化されている。

d. 製薬企業が出資して研究が実施されている。

Q6 本論文のサンプルサイズ決定に関する以下の記述のうち、正しい選択肢を1つ選べ。

a. 第一種の過誤の基準値は、片側5％に設定されている。

b. 第二種の過誤の基準値は、90％に設定されている。

c. 第一種、第二種の過誤を考慮した必要サンプルサイズは、合計9,250サンプルである。

d. 第一種、第二種の過誤を考慮した必要イベント数の記載はない。

Q7 本研究結果の解析に関する以下の記述のうち、正しい選択肢を1つ選べ。

a. 参加者がそれぞれの理由で試験から脱落しても、それらを除外せず、参加者全員を解析している。

b. 薬剤を一度も服用していない参加者を除外して、解析している。

c. 研究プロトコールに従わなかった参加者を除外して、解析している。

d. 追跡できなくなった参加者を除外して、解析している。

Q8 Figure 3 Aの主要評価項目の結果に関する以下の記述のうち、<u>誤っている選択肢</u>を1つ選べ。

a. 主要評価項目を示す数値は、ハザード比で表されている。

b. 本図で表されている曲線の傾きだけで、厳格治療と標準治療のどちらが、統計学的に有意であるか判断できる。

c. 95％CIの最大値が0.89であり、1より小さいので統計学的に有意であるか判断できる。

d. ハザード比が0.75であることから、厳格治療はイベント発症リスクを25％減少させたと判断できる。

Q9 **Table 2の評価項目、Table 3の有害事象の結果に関する以下の記述のうち、正しい選択肢を1つ選べ。**

a. 脳卒中について、厳格治療は標準治療よりも有意に頻度を低下させる。
b. 心不全について、厳格治療は標準治療よりも有意に頻度を低下させる。
c. 重大な有害事象である血圧低下について、標準治療は厳格治療よりも有意に頻度を増加させる。
d. 重大な有害事象である失神について、標準治療は厳格治療よりも有意に頻度を増加させる。

Q10 **Figure 4の主要評価項目のサブグループ解析の結果に関する以下の記述のうち、正しい選択肢を1つ選べ。**

a. 75歳以上の患者に対する標準治療は、厳格治療よりも有意に頻度を低下させる。
b. 女性の患者に対する厳格治療は、標準治療よりも有意に頻度を低下させる。
c. 循環器疾患の既往のある患者に対し、両群に統計学的な差はない。
d. 血圧が高いほど、主要評価項目を低下させることが読み取れる。

問題演習の答えと解説

Q1の答え d

PICOの「P(患者)」に関する問題です。この研究はどういった患者が対象となっているのでしょうか？　解答までのプロセスは下記の通りです。

① 患者に関するキーワードの「participant」で検索するとたくさんヒットする。

② 見出し「STUDY POPULATION」内にも「participant」がいくつか見つかる。

→「STUDY POPULATION」は、研究対象者という意味。

→対象患者（参加基準）がよくわかるので、全文読んでみる。

③「STUDY POPULATION」の冒頭に「Participants were required ……」がある。

→参加者に必要とされるという意味で、参加者の条件がわかる。

→これ以降、本研究に含まれる患者の詳細が書かれているので詳しく読んでみる。

④ 続く「an age of at least 50 years, a systolic blood pressure of 130 to 180 mmHg……an increased risk of cardiovascular events.」がある。

→年齢が50歳以上で、収縮期血圧が130～180 mmHg、かつ心血管系イベントのリスクが増加するという意味である。

→選択肢a、b、cが正しい。

⑤「STUDY POPULATION」をもう少し読み進めていくと、見出しの終わりから5行目「Patients with diabetes mellitus or prior stroke were excluded.」がある。

→exclude（除外）では本研究に参加していない条件（除外基準）がわかる。

→糖尿病や脳卒中の既往のある患者は除外されたことがわかり、研究に参加できなかった患者である。

→選択肢dが誤りで正解。

Q2の答え a、d

PICOの「I（介入）/C（比較）」に関する問題です。この研究は、**Q1**の患者に対してどういった治療法が検証されているのでしょうか？

① 介入に関するキーワードの「intervention」で検索。

② 「RANDOMIZATION AND INTERVENTIONS」の見出しが見つかる。

→介入（治療）に関することが書かれていることがわかる。

③ 「assign」で検索。

→assignは、割り当てという意味。

④ 「RANDOMIZATION AND INTERVENTIONS」の1行目文中に「Eligible participants were assigned …….」とある。

→前半の「a systolic blood-pressure target of either less than 140 mmHg (the standard-treatment group)」から、収縮期血圧の目標値を140 mmHg以下に設定（標準治療群）されている。

→選択肢aは正しい。

→後半の「less than 120 mmHg (the intensive-treatment group)」から、収縮期血圧の目標値を120 mmHg未満（厳格治療群）に設定されている。

→厳格治療群の目標血圧は設定されており、選択肢bは誤り。

次に、I/C以外の治療で、何を施されているかも確認しましょう。介入以外に両群で同様の治療をされていることが理想です。他の治療を知っておくことで、患者への適用に役立ちます。

⑤ 「treatment」（治療）で検索。

⑥ 見出し「RANDOMIZATION AND INTERVENTIONS」内2段落4行目に「The treatment algorithms……」が見つかる。

→治療アルゴリズムが示されていることがわかる。

⑦ もう少し読み進めると14行目に「The protocol……the use of drug classes with the strongest evidence for reduction in cardiovascular outcomes,……」と始まる文章がある。

→心血管イベントを低下させる強いエビデンスのある薬剤を使っていることがわかる。

⑧ 続きに「including thiazide-type diuretics……and beta-adrenergic blockers (for those with coronary artery disease).」がある。

→サイアザイド系利尿薬（第一選択となる薬剤）やループ利尿薬（腎臓病のある患者向け）、ベータ遮断薬（冠動脈疾患のある患者向け）と推奨薬剤が指定されており、選択肢cは誤り。

加えて、選択肢dである血圧測定（measurements）は、治療経過を判断する上で重要なポイントなので、方法を確認します。

⑨ 見出し「RANDOMIZATION AND INTERVENTIONS」内の終わりから11行目「Dose adjustment……a mean of three blood-pressure measurements at an office visit……」が見つかる。

→診察時に測定した3回の血圧の平均値から薬剤調整（Dose adjustment）を行っているという意味。その後ろに「while the patient was seated and after 5 minutes of quiet rest」と、休憩として5分経ってから3回血圧を測定していることがわかる。

→選択肢dは正しい。

Q3の答え c

PICOの「O（評価項目）」に関する問題です。この研究は何を明らかにするために行われたのでしょう？

① アウトカムに関するキーワードの「outcome」で検索。
② いくつか見つかるが、見出し「STUDY OUTCOMES」を見る。
③ 1段落9行目に「composite outcome of myocardial infarction……or death from cardiovascular causes」とある。
　→文章の開始に「The primary……」とあるので、主要評価項目であることがわかる。
　→心筋梗塞、心筋梗塞に至らない急性冠症候群、脳卒中、慢性心不全の急性増悪、または心血管死の複合アウトカム（注1）と判断できるため、選択肢a、bは誤り。
④ 他のoutcomeを見るために、さらに検索を進めると続く文章に「Secondary outcomes included……」がある。
　→副次評価項目は次のものが含まれる、の意味。
　→副次評価項目の詳細が述べられていることがわかる。
　→主要評価項目を個別に観測したものであることから、選択肢cが正解。
⑤「STUDY OUTCOMES」に「hospitalization（入院）」に関する記載はないので、dは誤り。

Q4の答え d

グループ割り付け、ランダム化に関する問題です。まず、恣意的な割り付けが行われていないか確認しましょう。

① ランダム化に関するキーワードの「random」で検索。
② 見出し「RANDOMIZATION AND INTERVENTIONS」が見つかる。

③ この5行目に「Randomization was stratified according to clinical site.」がある。

→ランダム化は臨床施設により層別化（注2）されている。

→選択肢a、bは正しい。

他の選択肢は、割り付けた結果に関する内容です。

④「Baseline」で検索。割り付け時点の患者背景を把握できる。

⑤「Table 1. Baseline Characteristics of the Study Participants.」を見る。

→参加時の患者背景が読み取れる。全体の人数を見比べてみる。人数が約Intensive（4678）：Standard（4683）とほぼ1：1で構成されていることがわかる。

⑥ 各項目に差がないかを確認する。差があると、介入の効果が降圧によるものか、baselineの違いによるものかわからなくなる。

→両群の割合を示す（ ）内を見比べてみると、2ポイント程度違う項目があるが、結果に影響を与える大きさではないと考える。

→選択肢cは正しい。

⑦ 年齢の項目を見る。

→Age≧75 yrから、年齢75歳以上の患者が両群28.2％いる。

→選択肢dは誤り。

注1）複合アウトカム（Composite Outcome）：本来、臨床研究は1項目のPrimary Outcomeを検証するために行うが、アウトカムによっては短期間での発生数が少なくなる。複数のアウトカムを設定し、それらの発生をまとめて一つとすることで、参加人数を増やさずに短期間でアウトカム発生数を確保でき、研究の実現可能性が増す。複合アウトカムで有意差があっても、個別でみれば有意差のない項目もあるので、一つ一つ見ることが大切。

注2）層別化：割付時に両群で違い（偏り）を生じさせたくない因子を揃えること。今回、施設の中で様々な因子が均等になるように割り付けをしている。なお、因子が指定されている場合は、その因子が必ず均等になるように割り付ける。

Q5の答え c

盲検化と出資者の研究への関与に関する問題です。まず、盲検化について確認しましょう。

① 盲検化に関するキーワードの「labelやblind」で検索。
② 見出し「STUDY DESIGN AND OVERSIGHT」内1行目に「SPRINT was a randomized, controlled, open-label trial that……」が見つかる。
→「SPRINT」研究は無作為化対照非盲検試験という意味。
→open-label（盲検化されていない）とわかり二重盲検ではない。
→選択肢aは誤り。

どの程度がオープン試験なのか確認するために、深掘りします。

③ 盲検の対象を見るために「aware（気付く、知っている）」で検索。
④ 見出し「RANDOMIZATION AND INTERVENTIONS」の6行目「Participants and study personnel were aware of the study-group assignments, but outcome adjudicators were not.」が見つかる。
→参加者と試験担当者は試験群の割り当てを認識していたが、結果判定者は認識していなかった、という意味。
→参加者と研究関係者は割り付けを知っている（盲検化されていない）に対し、「open-label」であってもアウトカムの測定者が盲検化されていることがわかる（PROBE法/注3）。
→選択肢bは誤り。選択肢cが正しい。

注3）PROBE（Prospective Randomized Open-labeled Blinded Endpoint）法：非盲検化RCTにおいて評価者を盲検化する研究デザイン。盲検化しない・できないことで生じるバイアスの影響を少なくするために、評価者を盲検化している。

次に、製薬企業の関わり（注4）や出資者を確認していきましょう。

⑤ 出資者に関するキーワードの「sponsor」で検索。
⑥ 見出し「STUDY DESIGN AND OVERSIGHT」内の2段落目1行目「SPRINT was sponsored by the NHLBI, with cosponsorship by the National Institute of Diabetes and …….」が見つかる。
→SPRINTはNHLBIがスポンサーとなり、National Institute of Diabetes and Therapyが共同スポンサーとなった、とわかる。
→「fund」で検索するとNational Institutes of Health（NIH）が見つかり、いずれも公的機関であり、選択肢dは誤り。

Q6の答え c

サンプルサイズに関する問題です。事前に計算された症例数を設定して行われた研究であるか確認しましょう。統計解析に関する内容は、「STATISTICAL ANALYSIS」に書かれていることが多いです。

① サンプルサイズに関するキーワードの「Power」「level」で検索。
② 見出し「STATISTICAL ANALYSIS（統計解析）」内に見つかる。
③ この見出しの3行目「With an enrollment target of 9250 pants…… have 88.7% power……」がある。

注4）製薬企業の関わり：臨床研究に製薬企業の関わりはつきもので、潤沢な資金があり、対象となる薬剤を開発する企業が出資している場合が多い。さらに、企業が開発した薬を検証するような企業主導試験であれば研究計画や解析にも携わり、都合の良いデータを出すために、恣意的な操作が行われている場合がある。企業が関わった研究が良くないわけではないが、造られた結果でないか意識して読む必要がある。

→サンプルサイズは9,250人と設定されているとわかる。
→検出力（power）が88.7％のため、βエラーは11.3％。
→選択肢bは誤り。

④ 見出し「STATISTICAL ANALYSIS」内2段落目1行目「Our primary ……two-sided tests at the 5％ level of significance……」がある。
→5％有意水準で両側検定、という意味。
→αレベルが両側5％とわかり、選択肢aは誤り。
→これらの過誤を考慮してサンプルサイズを計算された研究であることもわかるので、選択肢cが正解。
→③の文章内に、1年間に2.2％のイベントが起こると仮定されているため、選択肢dは誤り。

Q7の答え a

解析に関する問題です。解析方法（注5）の確認をします。

①解析方法に関するKeywordの「intent」で検索。
②見出し「STATISTICAL ANALYSIS」内2段落目1行目に「Our primary analysis……the use of the intention-to-treat ……」が見つかる。
→ITT解析だとわかり、選択肢aが正解。なお、選択肢bはFAS解析、選択肢c、dはPPS解析である。

注5）解析方法の違い：ITT解析、FAS解析、PPS解析では解析人数が変わる。統計学的な有意な差がつきやすいものはPPS、FAS、ITTの順番になる。これは、解析人数が減ることでイベント発生数が多くなり、差がつきやすいようになるためだ。2剤の効果のどちらが良いのかを見る研究には、ITT解析が適している。

Q8の答え b

主要評価項目の結果に関する問題です。結果を知る際、文章を探していくのではなく、主に図や表を見ていくと、すぐに見つかることが多いです。Figure 3を見ていきましょう。

① Figure 3内に「Hazard ratio」と記載されている。
→結果はハザード比で表されているので、選択肢aは正しい。
② Figure 3は「カプランマイヤー曲線」と呼ばれる。
→発生数を経時的に記した曲線。傾きだけでは、統計的な有意差を判断することはできないので、選択肢bは誤り。
③ 結果の値から統計学的な判断をする。
④ ハザード比が0.75（95%CI：0.64-0.89）とある。
→最大値0.89が1を下回っている（1をまたいでいない）ことから有意差があることがわかり、選択肢cは正しい。
→この0.75の意味は、厳格治療をすることで標準治療をする場合に比べて、発症リスクを75%に減らすことができると言える。
→イベント発症リスクを25%減少させたと判断できるので、選択肢dは正しい。

Q9の答え b

副次評価項目や有害事象などの他の結果に関する問題です。この研究で、有効性を評価した項目がTable 2に、有害事象（注6）を評価した項目がTable 3に記されています。

① 主要評価項目以外の結果を確認。

② それぞれの95％CIを見ていき、1をまたぐ（有意差なし）のか、またがない（有意差あり）のかを見ていく。

③ 選択肢aの脳卒中（Stroke）は0.89（0.63－1.25）とわかる。
→95％CIが1をまたいでおり、有意差はついておらず、選択肢aは誤り。

④ 選択肢bの心不全（Heart failure）は0.62（0.45－0.84）とわかる。
→95％CIが1をまたがないため、厳格治療が標準治療に比べ、有意にイベント数を減らすことがわかる。そのため選択肢bは正解。

⑤ 選択肢cの血圧低下（Hypotension）は、p＝0.001である。
→p値が0.05より小さく統計学的に有意であるが、発生率が多いのは厳格治療群なので、選択肢cは誤り。

⑥ 選択肢dの失神（Syncope）は、厳格治療のほうが増加している
→選択肢dは誤り。

Q10の答え d

主要評価項目のサブグループ解析（注7）に関する問題です。Figure 4を見ていきましょう。

① Q9と同様に95％CIを確認する。

注6）有害事象：研究期間時に起こった好ましくない事象を指す。つまり薬と関係のないものも挙げられる。副作用は、薬の影響によるものに相当するので、有害事象と副作用は区分する必要がある。極端な例だが「試験中に雷に打たれる」「交通事故に遭う」は有害事象に当たるが、薬の影響ではないと考えられるので、副作用とカウントしない。

注7）サブグループ解析：研究参加者の属性（年齢、性別、既往歴など）で群分けし、解析を行うこと。この群分けは、研究開始時の層別化のバランスが崩れることやサンプルサイズの計算がされていない結果となるため、参考程度と考えておく必要がある。

→その値が左に行くほど厳格治療が良いことがわかり、右に行くほど標準治療が良いことがわかる。

② 選択肢a（≧75 yr）の95％CIが1をまたがず、1より左に位置している。

→統計学に有意に厳格治療が良く、選択肢aは誤り。

③ 選択肢b（SexのFemale）、選択肢c（Previous cardiovascular diseaseのYes）の95％CIは、1をまたいでいる。

→有意差がないことがわかり、選択肢bは誤り、cは正しい。

④ Systolic blood pressureの各項目を見る。

→収縮期血圧が132 mmHg以下の95％CIから、厳格治療することで有意に頻度を減らしていることがわかる。他は有意差がない。

→選択肢dは誤り。

＜ Step4 患者への適用・説明 ＞

患者背景を踏まえ、また患者さんが次回、来局されたときを想像して、あなたなら患者背景を踏まえ、情報をどう活用し、どのような行動をするか書き出しましょう。論文の内容と患者背景や自身の臨床経験など、EBMの4つの輪を考慮して実践しましょう。

【例：次回来局時の患者への声掛け】

先日はご家族のこと話していただいて、ありがとうございます。お母さまのこともあって、血圧のことに悩んでおられるんですね。一度、血圧について詳しく調べてみました。収縮期の血圧を140 mmHgあるいは120 mmHgに設定して比較した研究がありまして、どちらの血圧でも、脳卒中には差がありませんでした。しかし、心不全のような心臓病には、血圧をより下げたほうが良い結果でした。お母さまのこともあって気になるとは思うのですが、どちらかというと血圧を下げておくと良いことが多そうです。でも、今の血圧がすごく高いわけでもないので、無理に下げる必要はないとも思います。Aさん自身はどうお考えですか？　それに合わせてお手伝いさせてください。

適用に重要視した患者背景や論文情報を書き出しておきましょう。

【例】

患者の背景

・60代の男性で収縮期血圧が140 mmHg

・降圧効果を疑問視

論文情報

・平均67.9歳、試験開始時の平均収縮期血圧139.7 mmHg

・主要評価項目 HR 0.75 (0.64-0.89)

・副次評価項目の脳卒中 (Stroke) HR 0.89 (0.63-1.25)、心不全 (Heart failure) HR 0.62 (0.45-0.84)、心血管死 (Death cardiovascular causes) HR 0.57 (0.38-0.85)

・深刻な有害事象 (Serious adverse event) HR 1.04 (p=0.25) 低血圧 (Hypotension) HR 1.67 (P=0.001)、失神 (Syncope) HR 1.33 (p=0.003)

＜ Step5 振り返り ＞

Step1〜4 を通して振り返りを行い、やり残したことや次に向けた改善点の抽出をしてみよう。

例えば、Step 1：PICO 立てが甘かった、もっといろいろ考えることができた、Step 2：幅広い検索ができなかった。見つかった論文を 1 つしか読めなかった、Step 3：内的妥当性が適切に行えなかった、Step 4：服薬指導や説明の仕方が悪かった、もっと傾聴したりして、患者情報や気持ちを引き出すべきだった、などです。悪い例をたくさん挙げましたが、良い点も挙げることも大切です。悪いことは直して、良いことは継続する、伸ばしていきましょう。

【例】

Step 1

患者情報が少なく、行動の選択肢が高血圧への治療あたりしかない。しかし、患者の不安は本当に降圧への疑問だけなのだろうか。もっと話を聞いて患者の考える今後を踏まえた上でPICOを立てるべきだと思う。

Step 2

他に研究があるかもしれない。1つの論文で治療方針を決めず、検索範囲を広げて他の論文を読む必要がある。例えば、今回の論文のSPRINTの最終報告[1)]では、HR 0.72（95%CI 0.63-0.86）と厳格治療が良さそう。

Step 3

盲検化が一重のため不十分と感じる。しかし、介入が数値化されるものであり、盲検化はほぼ不可能であるため、評価者盲検をしていれば十分と判断する。

Step 4

論文情報を活用できたと思う。しかし、有害事象に触れなかったことや患者の想いが把握できていなかったことで、希望通りの情報提供できたか不安が残る。患者の想いを聞き出すような話をしたので、次につなげていきたい。

まとめ

- 患者情報が少ない場合、PICOも限られてしまい、情報検索や適用も満足いかない結果になりうる。患者の考えや想いを聞き取ることが大事。
- Abstractだけでは論文の詳細はわからず、誤った解釈をしてしまうこともある。
- 批判的吟味を疎かにすると、信頼できる結果なのかがわからなくなる。内容を適切に読むことが大切。
- 効果だけでなく有害事象にも目を向けて、利と害のバランスを考える。

参考文献

1) Final Report of a Trial of Intensive versus Standard Blood-Pressure Control. N Engl J Med. 2021; 384: 1921-1930. PMID: 34010531.

（上田 昌宏）

コラム
β遮断薬

『化学構造から見るβ遮断薬』

SPRINT研究の厳格治療群では、第一選択薬はサイアザイド類似薬ですが、冠動脈疾患の既往がある患者にはβ遮断薬の使用が推奨されていました。そこで、本コラムでは、β遮断薬に関して基礎薬学の視点から見てみましょう。

β遮断薬では、プロプラノロールとアテノロールに焦点を当ててみましょう。両者の化学構造を図3-5に示します。両者の構造の右半分は全く同じです。異なる点は、プロプラノロールのナフタレン環とアテノロールのアミド部分です。アテノロールに存在するアミドは極性の高い官能基であるため油水分配係数が0.015とプロプラノロールに比べて親水的なβ遮断薬です[1,2]。この親水性の差がどのように薬物動態や副作用発現に影響するかについて、例を2つ挙げます。

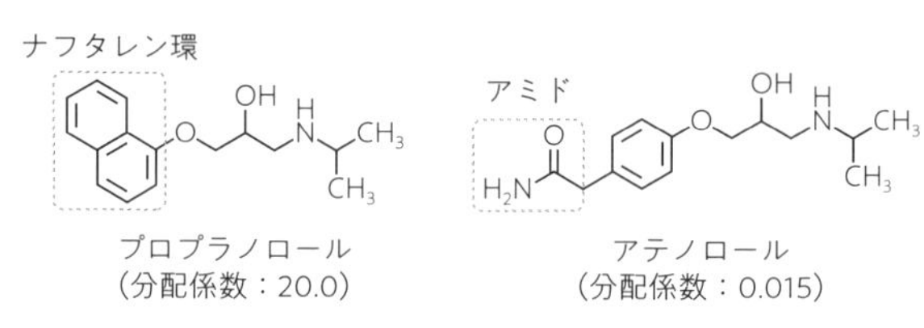

図3-5　プロプラノロールとアテノロールの化学構造と油水分配係数

1つ目は、両者の尿中未変化体排泄率が挙げられます。両者の尿中未変化体排泄率を比較すると、プロプラノロールが0.5%であるのに対して、アテノロールは94%とほとんど代謝を受けずに排泄されます[1,2]。このため、腎障害の患者に対してβ遮断薬を使わないといけないときには、アテノロールは避けたほうが良いかもしれないということが推論できます。

2つ目は、中枢性の副作用発生率への影響です。親水性の高いアテノロールは、脂溶性が低いために「血液脳関門」と呼ばれる細胞の密集地帯を通過しにくい医薬品です。このため、プロプラノロールに比べて不眠の発生オッズ比が0.44に減少することが報告されています[3)]。

今回の事例のように化学的視点を薬物動態の理解に活かすことで、患者の状態に合わせた薬剤選択を行う上での材料にできることもあります。

参考文献

1) インデラル錠．医薬品インタビューフォーム．
2) テノーミン錠．医薬品インタビューフォーム．
3) Chang CH, et al. Risk of insomnia attributable to beta-blockers in elderly patients with newly diagnosed hypertension. Drug Metab Pharmacokinet. 2013; 28: 53-58. PMID: 22813717.

（清水 忠）

トレーニング 2日目

＜ 仮想症例シナリオ ＞

ある日、とある病院にて、若手薬剤師が会話している。どうやら入院患者のBさんの家族から、質問されたことが話の発端らしい。

Bさんは80歳の女性で、40代から高血圧の内服治療を続けてきた。冠動脈疾患はないものの、急性心不全で入退を繰り返している。一時は肺水腫にもなったが、保存的治療で改善した。不整脈や狭心症のような心臓の他の症状はない。

Bさんの娘さんからは「高血圧はずっと同じお薬だったんです。えーっと、アムロなんとか……、ガンダムみたいな。急に薬が変わって心配です。何がそんなに違うのですか？」という質問があった。

カルシウム拮抗薬の単剤から合剤に薬が変更になっただけで、担当の若手薬剤師Xは一生懸命説明したが、娘さんは納得がいかない様子であった。そして、先輩薬剤師Yが後から部屋に行って説明し、話が収まったのである。

若手薬剤師X：さっき「入院したら血圧の薬が変わった」って言われたんですけど、うまく説明ができなくて。カルシウム拮抗薬にACE阻害薬を足したかったんですけど、「2錠はつらい」って言うからARBとの合剤にしたら、訳がわからなくなったんですかねぇ。

先輩薬剤師Y：降圧薬って使い分けがよくわからないんだよなぁ。カルシウム拮抗薬、ACE阻害薬、ARB、β遮断薬、利尿薬……、先輩に聞いたけどよくわからなくって。高血圧のガイドラインを読んでも、あんまり実感が湧かなくて。なんか、良い資料ないかな？

若手薬剤師X：そういえばZ先輩が「まずALLHATを読め」って言っていましたね。なんでも人類史上最大のランダム化比較試験で、4万人の患者さんが参加した大きな研究だったんだって。高血圧の治療に関しては、今後はもうこんな巨大な研究は作られないって話されてました。

先輩薬剤師Y：Z先輩のお勧めって、どうせ英語論文じゃないの？　そうじゃなくて、もっと簡単に薬の使い分けがわかるような、そういう資料がほしいんだよ。

若手薬剤師X：Z先輩が言うには、ALLHATを読むのが一番早いんですって。この論文を読んだら「百聞は一見に如かず」だって。

先輩薬剤師Y：でも、英語の論文はしんどいよな。ちょうど院内抄読会の論文が決まってなくて困っていたな。担当はP先生だったっけ？　P先生に渡して、読んでもらったらいいじゃん！

勉強会の担当、薬剤師レジデントのP先生は薬剤師Yが持ってきたALLHATをじっくり読んで、資料を作って勉強会で配った。残念ながら抄読会は30分しかなく、20ページ近くあるALLHATの勉強は途中で終わってしまった。

薬剤師XもYも「Z先生は何を勧めていたんだろう？」と論文の内容はあまりわからないままに終わってしまい、そのまま降圧薬の疑問も忘れてしまった。

一方、準備をしながらALLHATに深く感動したP先生は、その後も他の降圧治療に関する英語論文を何本も読むようになった。そのまま続けて、P先生は脂質代謝異常・糖尿病の治療に関する論文まで読むようになっていた。

1年後、正職員となったP先生は「若いのに薬の使い分けがうまい」と薬剤部内でも院内でも評判の薬剤師になり、循環器病棟の担当薬剤師に抜擢されていた。

（髙垣 伸匡）

< Step1 臨床問題の定式化 >

シナリオの患者が抱える問題をPICO形式で整理します。なんでもOKですので、いっぱい考えて書き出しましょう。

P（患者の情報）		
I（介入）	C（比較）	O（結果）

以下の【例】は筆者の考えたものになります。

【例】

P（患者の情報）
80歳女性、40代で高血圧の治療開始。 冠動脈疾患、不整脈、狭心症なし。 急性心不全を繰り返し、入退院を繰り返している。 娘さんがいて、薬が変わったことへの不安（不満？）あり。 アムロジピンを内服。 追加でACE阻害薬ではなく、ARBとの合剤が開始。

I（介入）	C（比較）	O（結果）
①ARBを追加 ②以下5薬剤同士で比較 ・カルシウム拮抗薬 ・ACE阻害薬 ・ARB ・β遮断薬 ・利尿薬 ③丁寧な服薬指導 ④二人の薬剤師による指導 ⑤合剤にする	①ACE阻害薬を追加 ①何も追加しない ②以下5薬剤で比較 ・カルシウム拮抗薬 ・ACE阻害薬 ・ARB ・β遮断薬 ・利尿薬 ③簡単な服薬指導 ④一人の薬剤師による指導 ⑤単剤のまま	心不全による入院 血圧 急性心不全の発生頻度 心血管イベント 心不全の増悪 NT-proBNP 死亡 有害事象 QOL アドヒアランス コンプライアンス 娘さんの満足度

＜ Step 2 問題解決のための情報検索 ＞

問題解決の参考となる情報を検索しましょう。**Step 1**で立てたPICOから解決したいPICOを選びます。

PICOから抽出した重要なキーワード

検索単語

気になった論文（PMIDだけを記載するのでもOKです）

必ずしも患者のPICOに合致するような論文に出合えるわけではありません。その場合、似たような論文を読んでみる、引用されている論文を読んでみるのも手です。今回は複数の薬剤を検討した論文をお題として読んでみましょう。

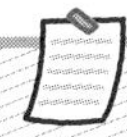

【お題論文】 PMID: 12479763

Major outcomes in high-risk hypertensive patients randomized to angiotensin-converting enzyme inhibitor or calcium channel blocker vs diuretic: The Antihypertensive and Lipid-Lowering Treatment to Prevent Heart Attack Trial (ALLHAT). JAMA. 2002 ; 288 : 2981 -2997.

以下の**【例】**は筆者の考えたものになります。

【例】

キーワード

高血圧（hypertension）、ACE阻害薬（ACE inhibitor）、ARB、心不全による入院（hospitalization for heart failure）など

検索単語

hypertension, hospitalization for heart failure, ARBなど

気になった論文

①降圧薬の併用療法に関する総説

Managing Hypertension Using Combination Therapy. Am Fam Physician. 2020 ; 101 : 341 -349 . PMID: 32163253

②バルサルタンとアムロジピンを比較した論文

Effects of valsartan versus amlodipine in diabetic hypertensive patients with or without previous cardiovascular disease. Am J Cardiol. 2013 ; 112 : 1750 -1756 . PMID：24035165

③オルメサルタンとサクビトリル/バルサルタンを比較した研究
The effect of sacubitril/valsartan compared to olmesartan on cardiovascular remodelling in subjects with essential hypertension: the results of a randomized, double-blind, active-controlled study. Eur Heart J. 2017 ; 38 : 3308 -3317 . PMID：29029087

④食事療法を検討した論文
Home-Delivered Meals Postdischarge From Heart Failure Hospitalization. Circ Heart Fail. 2018 ; 11 . PMID: 30354562

⑤リハビリテーションを検討した論文
Effects of a 9 -Week Hybrid Comprehensive Telerehabilitation Program on Long-term Outcomes in Patients With Heart Failure: The Telerehabilitation in Heart Failure Patients (TELEREH-HF) Randomized Clinical Trial. JAMA Cardiol. 2020 ;5 : 300 -308 . PMID: 31734701

今回行った筆者の検索の流れは、以下の通りです。

Step 1のPICOで解決したい項目より、今回は高血圧患者（P）にARBを追加する場合（I）とACE阻害薬を追加する場合（C）、心不全による入院の頻度（O）はどうなるかを、キーワードとして設定しました。すると、200件程度の論文が見つかり、その中に、降圧薬の併用に関する論文（気になった論文①）が見つかりました。

今回の患者のようにアムロジピンに他剤を上乗せする効果が載っているかもしれません。これはRCTではなくレビュー論文と呼ばれるもので、著者がこれまでの知見を主観的にまとめているものになります。この中でおもしろそうな内容があれば、引用文献から論文を検索して読んでみると良いですね。

次に、「Randomized Controlled Trial」にチェックを入れると20件程度になりました。そこで、バルサルタンとアムロジピンを比較した論文が見つかります（気になった論文②）。

他にもオルメサルタンとサクビトリル/バルサルタンを比較した研究（気になった論文③）も見つかります。ただし、購入しないと全文が読むことができず「抄録」の閲覧になりますので、参考程度と考えておいたほうが良さそうです。

ここで、もう少し検索範囲を広げるために検索単語から「ARB」を除いて検索してみます。食事療法を検討した論文が見つかりました（気になった論文④）。薬剤だけでなく、運動、食事などの非薬物療法の研究（気になった論文⑤）が多くありますので、探して読んでみるのも良いですね。

＜ Step 3 情報の批判的吟味 ＞

得られた情報が信頼できるか確認していきましょう。第2章の「4. ランダム化比較試験・チェックシート」（→p.17）を使って論文を読んでください。

※金芳堂本書サイトより、チェックシートがダウンロードできます。ご活用ください。また、本論文の回答例も確認できます。

● お題論文に関する問題演習

論文とチェックシートを使って、以下の問題で力試し。

Q1 本論文の対象患者に関する以下の記述のうち、正しい選択肢を1つ選べ。

a. 年齢の制限はない。

b. 高血圧のStage 3以上の患者を含んでいる。

c. CHDイベントを起こすリスク因子が2つ以上ある患者を対象としている。

d. 除外基準が設定されている。

Q2 本論文の患者に対して薬剤投与に関する以下の記述のうち、誤っている選択肢を1つ選べ。

a. 試験薬であるクロルタリドン、アムロジピン、リシノプリルを服用する患者を1：1：1に割り付ける設定である。

b. 来院時に2回血圧測定し、血圧は140 mmHg/90 mmHgを目標にした治療を行っている。

c. 試験薬で血圧コントロールができなかった場合は、試験薬以外の薬が使われている。

d. 薬物治療以外の高血圧の治療は、ガイドラインに沿って行われている。

Q3 **本論文のアウトカムの指標に関する以下の記述のうち、正しい選択肢を1つ選べ。**

a. 主要評価項目は非致死的CHDである。

b. 主要評価項目は致死的心筋梗塞である。

c. 副次評価項目は真のアウトカムのみで設定されている。

d. 安全性評価項目は1項目のみで構成されている。

Q4 **本論文のグループ割り付けに関する以下の記述のうち、正しい選択肢を1つ選べ。**

a. 割り付けた結果、各群の項目の割合は1:1:1で均等に割り付けられていない。

b. ランダム化は隠ぺい化されていない。

c. コンピューターによる割り付けが行われていない。

d. ランダム割り付けは、センターによって層別化が行われている。

Q5 **本論文の盲検化や出資者に関する以下の記述のうち、誤っている選択肢を1つ選べ。**

a. 二重盲検化されている。

b. 各薬剤がどれかわからないように製剤面で工夫がなされている。

c. National Institutes of Health（NIH）が出資元となっている。

d. 研究デザインは、製薬企業が担当している。

Q6 **本論文のサンプルサイズ決定に関する以下の記述のうち、正しい選択肢を1つ選べ。**

a. 本研究に必要な患者数の記載がある。
b. 第一種の過誤の基準値は、両側1.78％に設定されている。
c. 第二種の過誤の基準値は、83％に設定されている。
d. すべての評価項目を16％減らせるように、サンプルサイズを計算している。

Q7 **本研究結果の解析に関する以下の記述のうち、正しい選択肢を1つ選べ。**

a. 参加者がそれぞれの理由で試験から脱落しても、それらを除外せず参加者全員を解析している。
b. 薬剤を1度服用していない参加者を除外して解析している。
c. 研究プロトコールに従わなかった参加者を除外して解析している。
d. 何らかの理由で研究から脱落した人を除外して解析している。

Q8 **Table 5の主要・副次評価項目の結果に関する以下の記述のうち、正しい選択肢を1つ選べ。**

a. 主要評価項目について、リシノプリルとアムロジピンの2薬剤間の比較が統計学的に判定可能である。
b. 主要評価項目を示すRRの各値から統計学的に判定可能である。
c. 副次評価項目のあらゆる原因による死亡について、クロルタリドンはどちらの薬剤に対しても95％CIから判断すると有意な差がある。

d. 副次評価項目の心不全について、クロルタリドンはどちらの薬剤に対しても、95%CIから判断すると、有意な差がある。

Q9 **Figure 5・6で示されているサブグループ解析の結果に関する以下の記述のうち、正しい選択肢を1つ選べ。**

a. 65歳以上であればアムロジピンは、クロルタリドンよりもあらゆる原因による死亡の発生頻度を有意に減らす。

b. いずれの条件であってもアムロジピンは、クロルタリドンよりも心不全の発生頻度を有意に減らす。

c. いずれの条件であってもクロルタリドンは、リシノプリルよりも脳卒中の発生頻度を有意に減らす。

d. いずれの条件であってもクロルタリドンは、リシノプリルよりも心不全の発生頻度を有意に減らす。

Q10 **Table4の4年後の生化学的変化、本文中の有害事象の結果に関する以下の記述のうち、正しい選択肢を1つ選べ。**

a. コレステロール値について、クロルタリドンはどちらの薬剤に対してp値から判断すると、240 mg/dL以上になる発生頻度を有意に増やす。

b. カリウム値について、クロルタリドンはどちらの薬剤に対してp値から判断すると、3.5 mEq/L未満になる発生頻度を有意に増やす。

c. 消化管出血による6年間の入院について、クロルタリドンはどちらの薬剤に対して95%CIから判断すると、発生頻度を有意に増やす。

d. 血管浮腫について、クロルタリドンはリシノプリルに対してp値から判断すると、発生頻度を有意に増やす。

問題演習の答えと解説

Q1の答え d

PICOの「P（患者）」に関する問題です。

① 対象患者を確認するために「Participant」で検索。
② 見出し「Study Design」2行目に「Participants were……for CHD events.」が見つかる。
→患者に関する情報が載っているため全訳する。
→年齢は55歳以上、高血圧のステージが1あるいは2かつ、CHD（冠動脈性心疾患）イベントを起こすリスクが1以上の参加者であることがわかる。
→選択肢a、b、cは誤り。
→CHDリスクの詳細は、次の「The risk factors……CVD.」から読み取ることができる。
③ 本研究に参加できない除外基準（注8）の確認については「exclude」で検索。

④「Individuals……were excluded.」が見つかる。
→ここに本研究で除外されている基準の記載があるので、選択肢dが正解。参加基準と除外基準を把握し、今回の患者と比較することで適用に役立つ。

注8）除外基準（exclusion criteria）：参加者が除外基準に該当すると試験に参加できない。参加者がどういった属性であるか知っておくことは、適用する際に役に立つ。また、参加に必要な基準はinclusion criteriaと記載されていることが多い。

Q2の答え a

PICOの「I（介入）/C（比較）」に関する問題です。

①「assign」で検索します。

② 見出し「Study Design」内、p.2982の2段落目 9行目「……randomly assigned to chlorthalidone, amlodipine, or lisinopril in a ratio of 1.7：1:1.」とある。

→クロルタリドン、アムロジピン、リシノプリルが1.7：1：1で割り付けられている。選択肢aは誤り。

→1：1：1で割り付けしなかった理由は「統計的検出力を最大にするため」であることが、見出し「Statistical Methods」の4行目から読み取れる。

③ 治療を詳しく確認するために、見出し「Treatment」を翻訳しながら読む。

→ここで、両群への治療内容の詳細がわかる。

④ 見出し「Treatment」の3行目「Visit BP was the average……when necessary.」が見つかる。

→来院時の血圧は、座位で二度測定した値の平均値を取っている。

→また、目標血圧を140 mmHg/90 mmHg以下と設定していることから、選択肢bは正しい。

⑤ 文中に「and adding……」とある。

→試験薬以外に薬を行っていることがわかり、選択肢cは正しい。

→なお、見出し「Treatment」の最後から13行目に「Dosages were ……for lisinopril.」とあり、各薬剤投与の詳細がわかる。

⑥ 見出し「Treatment」の中、右カラム上から7行目に「Nonpharmacologic……guidelines.」がある。

→薬物治療ではない治療はガイドラインに従っており、選択肢dは正しい。

Q3の答え c

PICOの「O（評価項目）」に関する問題です。

① アウトカムを確認するために「outcome」で検索。
② 見出し「Outcomes」が見つかり、主要評価項目の「primary outcome」がある。
③「The primary outcome was……combined.」と記載がある。
→主要評価項目には、致死的CHDまたは非致死的心筋梗塞の複合と記載があり、複合アウトカムである。選択肢a、bは誤り。
④ 次に副次評価項目の「secondary outcome」が見つかる。
⑤「Four major prespecified secondary outcomes were……and peripheral arterial disease).」
→副次評価項目として4つの主要な副次的転帰は、あらゆる原因による死亡、致死的および非致死的脳卒中、CHD複合（主要転帰・冠動脈再灌流・入院狭心症）、CVD複合〔CHD複合・脳卒中・他の治療を受けた狭心症・HF（致死的、入院または非入院治療）・末梢動脈疾患の複合〕とわかる。
→いずれも真のアウトカムであることから、選択肢cは正解（注9）。
⑥「safety」で検索すると、Outcomesの3段落目に「Two major safety outcomes, angioedema and hospitalization for gastrointestinal

---

注9）真のアウトカム：患者さん自身の生命や生活に直結するアウトカムを指す。一方、血圧や血糖値といった真のアウトカムに対する影響を予測する指標のような項目は「代用のアウトカム」と言う。注意点として、代用のアウトカムが良い結果であっても、指標にすぎないので、真のアウトカムを改善するかはわからない。

bleeding, were prespecified.」と安全性評価項目の記載がある。

→血管浮腫と消化管出血による入院の2項目が設定されており、選択肢dは誤り。

Q4の答え d

グループ割り付け、ランダム化に関する問題です。

① 割り付け結果はbaselineで確認する。Table1を見る。

→それぞれの群の項目を見ていると、概ね1：1：1で割り付けられており、選択肢aは誤り。

② ランダム化の方法を知るために「random」以外の検索方法として「computer」で検索してみると、「Study Design」内2段落目 12行目に「The concealed randomization scheme was generated by computer,……stratified by center and blocked in random block sizes of 5 or 9 to maintain balance.」がある。

→ランダム割り付けの方法が書かれており、隠ぺい化された（conceal）ランダム化の方法は、コンピューターによって割り付けられており、選択肢b、cは誤り。

→さらに、センターおよびブロック法によって層別化（stratified）されていることがわかり、選択肢dが正解。

→少し古い論文は、隠ぺい化についてconcealと単語を使っているので判断しやすい。

Q5の答え d

盲検化と出資者の研究への関与に関する問題です。

① 盲検化を確認するために「blind」で検索。
② p.2981の「Design」2行目に「a randomized, double-blind, multicenter clinical trial sponsored……」が見つかる。
→二重盲検（double blind）であることがわかり、選択肢aは正しい。この場合、参加者と医療者が盲検化されていることが一般的。
③ 他のKeywordの「mask（注10）」を検索。
④ 見出し「Treatment」の終わりから17行目「Step 1 drugs……was double-masked at each dosage level.」が見つかる。
→外観が同じであるように、薬剤に工夫をしていることがわかり、選択肢bは正しい。
⑤ 次に出資者を確認するために「sponsor」で検索。
⑥ p.2982の左カラム11行目「sponsored by the National Heart, Lung, and Blood Institute, was designed……」が見つかる。
→スポンサーはアメリカ国立衛生研究所（NIH）内の心肺血液研究所（NHLBI）で、研究デザインも担っている。製薬企業は関わっておらず、選択肢cは正しく、dが誤りで正解。

Q6の答え b

サンプルサイズに関する問題です。

注10）mask：blind（盲検）と同義。ここで指すmaskはそれぞれの薬剤の見た目を同一にして、どの薬を飲んでいるのかわからないようにしている。

① 検索を使わないで解析に関する詳細を見る場合は、解析を表す「statistical」のついた見出し「Statistical Methods」を探す。

② 4行目「Given the achieved sample size……ALLHAT had 83％ power to detect a 16％ reduction in risk of the primary outcome ……at a 2-sided α =.0178（z＝2.37）…….」がある。

→第一種の過誤は両側1.78％、検出力は83％（第二種の過誤17％）、主要評価項目のリスクを16％減らすために、デザインされたことがわかる。選択肢bは正しく、選択肢c、dは誤り。

→必要な人数は書かれていないため、選択肢aは誤り。

Q7の答え a

解析に関する問題です。

① 「intent」で検索。

② 見出しの「Statistical Methods」15行目に「(intent to-treat analysis)」が見つかる。

→ITT解析であることがわかり、選択肢aは正しい。

他の確認方法として、参加者数と解析人数を比較する。例えば、baseline（Table 1）と結果（Figure 3）の人数を比べることで確認できる。今回、両者の数は同じなので、ITT解析とみなせる。

Q8の答え d

主要と副次評価項目の結果に関する問題です。

① Table 5を見る。それぞれの評価項目についての結果がある。

② 薬剤比較は「Amlodipine vs Chlorthalidone、Lisinopril vs Chlorthalidone」とある。

→本研究はクロルタリドンとの比較を行った結果を載せているため、選択肢aは誤り。

③ 主要評価項目であるCHDのRRは0.98、0.99。

→RR、つまりリスク比で表されているので、95%CIが1を中心に確認する必要があるため、選択肢bは誤り。

→リスク比の値だけではなく、95%CIを見る必要性がある。

→なお、それぞれの95%CIが0.90-1.07、0.91-1.08であり、1をまたいでいることから有意差はない。

④ 選択肢cのあらゆる原因による死亡（All-cause mortality）について、アムロジピンvsクロルタリドンの95%CI（0.89-1.02）、リシノプリルvsクロルタリドンの95%CI（0.94-1.08）とある。

→両95%CIがともに1をまたいでいるので、有意差はない。選択肢cは誤り。

⑤ 選択肢dの心不全（Heart Failure）について、アムロジピンvsクロルタリドンの95%CI（1.25-1.52）とリシノプリルvsクロルタリドンの95%CI（1.07-1.31）とある。

→両95%CIが1をまたがずに、クロルタリドンは他剤と比べると有意差があることがわかる。

→どちらに効果があるのかわからなくなったら、それぞれの群での発生率を確認する。

→今回は、クロルタリドン7.7 vs アムロジピン10.2 vs リシノプリル8.7なので、クロルタリドンの頻度が低いことがわかる。選択肢dは正しい。

Q9の答え d

主要評価項目のサブグループ解析に関する問題です。

① Figure 5を見る。
→各患者条件（年齢、性別、人種、利尿薬の有無）でのアムロジピンとクロルタリドンを比較したアウトカムを表している。
→心不全（Heart failure）以外、すべての項目で95％CIは1をまたいでおり、有意差がついてないことがわかるので、選択肢aは誤り。
→心不全はいずれの条件でも1よりも右側にプロットされており、アムロジピンと比べクロルタリドンに有意な差があるので、選択肢bは誤り。
② Figure 6を見る。
→Figure 5と同じ見方をして、各患者条件でのリシノプリルとクロルタリドンを比較した結果を表している。
→同様に95％CIを確認すると、脳卒中（Stroke）は黒人では有意差がついて、クロルタリドンが有効そうだが、他の条件では差がなく、選択肢cは誤り。
→心不全はいずれの条件でも、リシノプリルと比べクロルタリドンに有意な差があるので、選択肢dが正解。

Q10の答え b

生化学的変化や有害事象の結果に関する問題です。

① Table4を見ると、それぞれの生化学的変化の結果がある。

② 95%CIが載っていないので、0.05を基準としたp値で判断する。

③ コレステロールについて、Lisinopril（12.8%）vs Chlorthalidone（14.4%）で、p値0.005、Amlodipine vsであればp値0.13である。

→クロルタリドンがリシノプリルよりも有意に頻度を増やすことがわかる。アムロジピンと比べると有意差はない。

→選択肢aは誤り

④ カリウム値について、p値が<.001、<.001と有意差がある。

→クロルタリドンが2剤よりも有意に発生頻度を増やす。

→選択肢bは正しい。

⑤ 有害事象を探すため「safety」で検索すると、見出し「Primary Safety Outcomes」が見つかる。

⑥ 1行目「Six-year rates of hospitalization for gastrointestinal bleeding……with no significant differences (Table 5).」とある。

→消化管出血について、有意差がないことがわかる。

→選択肢cは誤り。

⑦ その後の「Angioedema occurred……lisinopril [0.3%]; P=.002).」と血管浮腫に関する記載がある。

⑧ 文中に「Significant differences were seen for the lisinopril vs chlorthalidone comparison overall (P<.001)」とある。

→各発生頻度をみると、リシノプリルがクロルタリドンよりも有意に発生頻度を増やすことがわかる。

→選択肢dは誤り。

＜ Step 4 患者への適用 ＞

患者背景を踏まえ、あなたなら情報をどう活用し、どのような行動をするか書き出しましょう（①患者へ再度説明する場合、②先輩薬剤師Ｙに論文を説明する場合）。

【例：薬剤師Ｘの立場なら】

①本患者への説明例

これまでのお薬と変わってびっくりしましたよね。入退院を繰り返されているようなので、心不全に良いお薬が1つ追加になっています。前から飲まれているお薬に比べて、心不全の発生を少し減らしてくれる効果があるんですよ。ただ、「２錠を飲むのがつらい」とお話をされてたので、1つにまとめた薬にしてもらいました。塩コショウが一緒に入ってる調味料みたいなイメージです。違う薬になって不安なこともあると思いますが、気になることはいつでも聞いてくださいね。

②先輩薬剤師との会話例

ALLHATを読んでみたんですが、アムロジピンとクロルタリドンとリシノプリルを比較した大規模なRCTだったみたいです。67歳くらいの患者さんを対象とした研究でしたので、この患者とは年齢が異なる点、薬を上乗せする点、ARBを使う点を考慮すると論文のPICOと少し異なるため、ALLHATをそのまま使うことは難しそうです。ちなみに、内容は主要評価項目のCHD、非致死的心筋梗塞に関して、いずれも差がない結果でした。しかし、副次評価項目では他の薬剤に比べ、クロルタリドンが心不全の発生を有意に減らす、アムロジピンは脳卒中をごくわずかに減らすような結果で、薬剤によって微妙に効果が異なりそうです。有害事象にあまり触れられていない点は気になりますので、この論文だけで薬の特徴を把握するのは良くないでしょう。サイアザイド系は安価な点が魅力的ですが、クロルタリドンは販売中止になっています。ただ、他のサイアザイド系が同等の効果ならば、サイアザイド系から開始して、効果不良や有害事象が出た場合、他剤に変更すると良いかもしれません。

患者適用に活用した論文情報の根拠を書き出しておきましょう。

【例】

患者背景
・80歳女性
・急性心不全の繰り返し

論文情報
・患者情報からCHDイベントのリスクファクター1つ
・Table 1より、年齢平均66.9歳、開始時の平均収縮期血圧が146 mmHg
・心不全（Heart Failure）について、クロルタリドン7.7％、アムロジピン10.2％、リシノプリル8.7％と、リシノプリルはアムロジピンよりも少し効果あり。
・主要評価項目の結果から3剤に頻度に違いがない（アムロジピンvsクロルタリドンの95％CI 0.90-1.07、リシノプリルvsクロルタリドンの95％CI 0.91-1.08）。

< Step 5 振り返り >

Step 1～4を通して振り返りを行い、やり残したことや次に向けた改善点の抽出をしてみましょう。

____

____

____

____

____

____

【例】

Step 2

患者と論文のPICOが完全一致するような論文が必ずしも見つかるわけではないが、本患者はARBが追加となっているため、ARBを使われている研究を探すべきだった。合剤も一つの手段である。あるいはACE阻害薬とARBの効果の違いに関する研究を追加で読んでから、適用を考えても良かったと考える。

例えば、合剤についての研究[1)]が存在する。他にもARBについて、ACE阻害薬の効果とあまり変わらないことを示す研究があった[2)]。置き換えて考えた場合、3薬剤のいずれを使用しても差がないとも言える。ARBで効果が得られない、副作用が気になる、薬価を抑えたい、といった話が出た場合、他の薬剤への切り替えを躊躇せずに選択しても良いかもしれない。

Step 4

統計解析を行っていないアムロジピンとリシノプリルの比較

に関する話はすべきでなかったのかもしれない。また、有害事象に関する説明をしなかったことが気になる。有害事象を検討した研究として、保険請求などのデータベースを用いた研究[3)]があり、3剤をそれぞれ比較した結果が載っている。例えば、サイアザイド系利尿薬との比較において、RAS系阻害薬やカルシウム拮抗薬と比べるとカリウム値が有意に低下することが参考にできると思われる。

まとめ

- **論文によって書き方や構成は異なるが読むべきポイントは同じ。**
- **95%CIだけでなく、各項目の発生頻度にも目を向けることが大切。**
- **薬剤によっても微妙に有効性が異なることがわかる。目の前の患者だけでなく今後の患者のためにも、今後の参考に各項目を読んでおく必要あり。**
- **ALLHATは有害事象に関する記述が少ないので、治療効果以外の論文について調べてみるのも良い。**
- **1日目同様に、1つの研究結果から結論づけるのではなく、他にも治療薬の比較について検証した論文を読んでみることが大切。**

参考文献

1) Gupta AK, et al. Compliance, safety, and effectiveness of fixed-dose combinations of antihypertensive agents: a meta-analysis. Hypertension. 2010; 55: 399-407. PMID: 20026768.
2) Chen YJ, et al. First-line drugs inhibiting the renin angiotensin system versus other first-line antihypertensive drug classes for hypertension. Cochrane Database Syst Rev. 2018; 11: CD008170. PMID: 30480768.
3) Suchard MA, et al. Comprehensive comparative effectiveness and safety of first-line antihypertensive drug classes: a systematic, multinational, large-scale analysis. Lancet. 2019; 394: 1816-1826. PMID: 31668726.

（上田 昌宏）

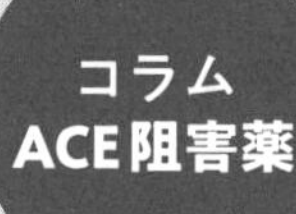

『化学構造から見るACE阻害薬』

ALLHAT研究では、ACE阻害薬と利尿薬との比較を行っていました。そこで本コラムでは、ACE阻害薬の化学構造から見える特性について紹介します。

エナラプリルに代表されるカルボン酸型ACE阻害薬は、アミノ酸が3個つながったペプチドアナログです。エステル・疎水性側鎖・プロリン構造を持ち、生体内において、エステル部分が加水分解されて生じる活性本体であるカルボン酸体がACEを阻害します（図3-3）。

疎水性側鎖
プロリン構造
エステル
CH_3
H_3C
O
N
H
O
N
O
CO_2H
エナラプリル
（プロドラッグ）
加水分解
CH_3
HO
N
H
O
N
O
CO_2H
エナラプリラト
（活性本体：カルボン酸体）

図3-3　加水分解によるエナラプリル型ACE阻害薬の活性本体の生成

エナラプリル型ACE阻害薬は何種類がありますが、このうち特徴的な構造と性質を持っているのが、図3-4に示す3個のACE阻害薬です。ペリンドプリルは、プロリン環部分にシクロヘキサン環が結合した構造を有しています。臨床上における特徴は、活性体のペリンドプリラートの半減期が57時間とエナラプリラトの12時間に比べて非常に長くなっている点です[1)]。この点に関して、シクロヘキサン環がどのように影響しているか不明ですが、疎水性/脂溶性の向上により種々の組織への分布が大きくなったものと推測されます。イミダプリルは、親水性の高いウレア構造を有しているのが特徴です。その影響かどうかは一概に結論づけられませんが、糖尿病性腎症の適用がある点はおもしろいところです[2)]。またACE阻害薬で7員環構造を有しているテモカプリルは、チオフェン環の存在により疎水性が大きく向上しており、ACE阻害薬の中で胆汁排泄の割合が高くなっています[3)]。

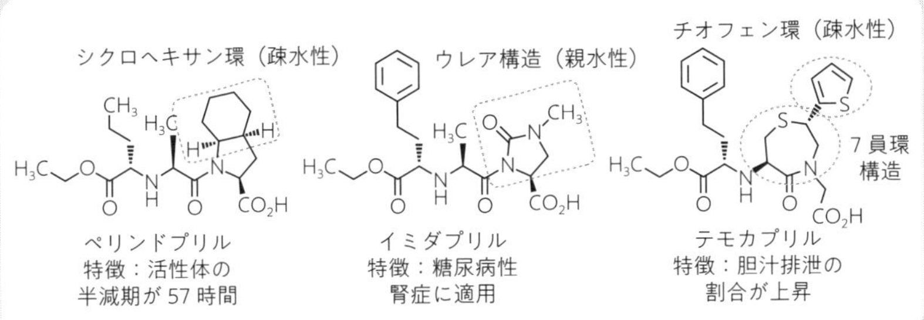

図3-4　他のエナラプリル型ACE阻害薬の構造と特徴

参考文献

1) コバシル錠．医薬品インタビューフォーム．
2) タナトリル錠．医薬品インタビューフォーム．
3) エースコール錠．医薬品インタビューフォーム．

（清水 忠）

トレーニング 3日目

＜ 仮想症例シナリオ ＞

あなたは調剤薬局の薬剤師である。薬局チェーン全体の勉強会に参加しているところだ。周りの話を聞きながら、ぼんやりと数年前、患者のSさんが降圧薬について尋ねてきたことを思い出している。

当時のSさんは75歳の男性であった。165 cm、72 kgと少し肥満型で、一人暮らしだが大きな病気もなく、高血圧だけでクリニックへ通っていた。ちなみに今でも健在である。

Sさん：血圧の薬って、本当に飲まないとダメなの？　もう長年お医者さんにも通ってるけどねぇ。血圧は低いときもあるんだよ。何も症状なんてないし。

あなた：そうですねぇ。血圧を下げるのは、心臓など病気の予防なんです。確かに内服をしていても、何も感じない人は多いですね

Sさん：そもそも高血圧を放っておいたらどうなるの？　「バーン！」って血管が破裂するの？

あなた：そんなことはないですよ（笑）。でも確かに、脳卒中や心筋梗塞は起こしやすいですね。だるかったり、ふらふらしたりしますし。

Sさん：また怖いこと言うなぁ。でも、血圧高いままで元気な人もいるよね？　血圧を下げるのがいいのか、放ったらかしでいいのか、わからないなぁ……。なんだか真面目に薬を飲んで血圧を下げても意味がないような気がしてね。

あなた：（高血圧は放置しても大丈夫なのかな？　血圧を下げても意味はないのかな？）

このことを思い出したあなたは、職場のミーティングでSさんの疑問を話してみた。すると、

スタッフ：Sさん、よく薬も余っていたね。そう言えば、先月にSさんのお友だちが何人か、突然の脳卒中で続けて亡くなったって言っていたわ。それで自分も心配になってきたんじゃないかな？

降圧は大事だと教科書や授業で習ってきた。もちろん血圧が高い人が全員イベントを発症するわけではないことも知っているし、臨床現場でも実感がある。しかし、そういった一般的な知識では、Sさんの質問に本当の意味で答えることができていない気がしはじめた。

それからあなたは、血圧に関する勉強会によく出席するようになった。しかし、高血圧を放っていたらどうなるか、降圧の効果の大きさについてははっきりとわからなかった。

この頃から「高血圧を放っておいたらどうなるのか？」「降圧の効果はどれほどのものか？」という疑問はもやもやと残っていた。また、このもやもやは数年かかって少しずつ大きくなっていた。

そして先日、参加したオンライン勉強会でこの疑問をぶつけてみた。様々な意見が出て議論は盛り上がったが、あなたにとっての答えは見つからなかった。するとベテランの薬剤師から、直接コメントが届いた。

ベテラン薬剤師：私が若かった頃は、降圧薬とプラセボ薬で比較対照する研究がよくあったんです。今はもう、そんな研究できないんですけどね。プラセボ群は治療していないようなものですから、参考になるかもしれません。少し古いプラセボ対照の臨床研究を1本、読んでみたらいかがでしょうか？

その薬剤師が勧めてくれたのは「HYVET研究」という論文であった。2008年のNEJMに掲載された大規模ランダム化比較試験らしい。あなたは、コメントをくれたベテラン薬剤師にお礼の言葉とスタンプを送った。

後日、あなたは大学の図書館でHYVET研究のPDFを手に入れた。それだけで、心に潜んでいたもやもやが、形をとって目の前に立ち上がるような気がした。深く息を吸い込み、PDFをタブレットいっぱいに広げ、あなたは読み始めた。

（髙垣 伸匡）

＜ Step1 臨床問題の定式化 ＞

シナリオの患者が抱える問題をPICO形式で整理します。なんでもOKですので、いっぱい考えて書き出しましょう。

P（患者の情報）		
I（介入）	C（比較）	O（結果）

以下の【例】は筆者の考えたものになります。

【例】

P（患者の情報）
当時 75 歳男性、独居。高血圧以外に現疾患なし。 165 cm、72 kg→BMI 26.4 血圧下げることを疑問視している。 薬が残っており、コンプライアンス不良かもしれない。

I（介入）	C（比較）	O（結果）
①降圧薬を中止する ②薬を忘れず服用する ③降圧効果について丁寧に服薬指導する ④食事、運動の指導をする	①降圧薬を継続する ②現状と同じ ③通常通りの服薬指導する ④何もしない	脳卒中 心筋梗塞 死亡 血圧 有害事象 QOL アドヒアランス コンプライアンス 信頼感 満足感 体重

< Step 2 問題解決のための情報検索 >

問題解決の参考となる情報を検索しましょう。**Step 1**で立てたPICOから解決したいPICOを選びます。

PICOから抽出した重要なキーワード

検索単語

気になった論文（PMIDだけを記載するのでもOKです）

インターネットで検索すると、読みたい論文があるのに、全文アクセスできないことも多いですね。その場合、フィルターで「text availability（テキストの入手方法）」の「Free full text（全文無料）」にチェックを入れると、無料で全文アクセス可能な論文を絞り込んでくれます。検索単語やフィルターを変えてみるだけで、検索結果は大きく異なりますので、試行錯誤しながら自分流の検索手法を作り上げても良いですね。

では、高齢者を対象とした降圧のお題論文です。

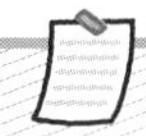

【お題論文】 PMID：18378519

Treatment of hypertension in patients 80 years of age or older. N Engl J Med. 2008 ; 358 : 1887 - 1898 .

以下の**【例】**は筆者の考えたものになります。

【例】

キーワード

高血圧（hypertension）、高齢者（older, elderly）、脳卒中（stroke）など

検索単語

hypertension, older　など

気になった論文

①高齢者への厳格な降圧を行った研究

Trial of Intensive Blood-Pressure Control in Older Patients with Hypertension. N Engl J Med. 2021 ; 385 : 1268 -1279 . PMID: 34491661

②80歳以上を対象にした降圧に関する研究

Effect of Antihypertensive Medication Reduction vs Usual Care on Short-term Blood Pressure Control in Patients With Hypertension Aged 80 Years and Older: The OPTIMISE Randomized Clinical Trial.

JAMA. 2020 ; 323 : 2039 -2051 . PMID: 32453368

③食事療法と血圧に関する研究
Mediterranean-Style Diet Improves Systolic Blood Pressure and Arterial Stiffness in Older Adults. Hypertension. 2019 ; 73 : 578 - 586 . PMID: 30636547

④75歳以上を対象にした降圧研究
Intensive vs Standard Blood Pressure Control and Cardiovascular Disease Outcomes in Adults Aged ≥75 Years: A Randomized Clinical Trial. JAMA. 2016 ; 315 : 2673 -2682 . PMID：27195814

今回行った筆者の検索の流れは、以下の通りです。

Step 1よりPICOから解決したい項目を挙げます。例えば、高齢の高血圧患者（P）に、血圧を下げる（I）と下げない場合に比べて（C）、脳卒中の発生頻度はどうなるか（O）として、キーワードを設定しました。

RCTのフィルターをかけて検索すると、1,300件程度の論文が見つかりました。タイトルから高齢者を対象とした研究を見ていき、中でも興味を引きそうなものにアクセスしてみましょう。気になった論文①は、高齢者への厳格な降圧を行った研究です。

次に、80歳以上を対象にした研究が見つかります（気になった論文②）。Sさんは75歳ですので、今すぐ使える論文ではないかもしれませんが、今後使用することを見越してストックしておきましょう。

また、食事療法の研究も見つかります（気になった論文③）。タイトルから代用のアウトカムを測定した研究と予想されます。しかし、真のアウトカムでないからといって価値のないものではありません。患者の前向きな治療への参加にもつながりますので、読んでおくと良いですね。

最後に、気になった論文④は、75歳以上の研究になりますので、読んでおくとSさんへの支援に参考になりそうです。

なお、必ずしも目の前の患者に適した論文が見つかるとは限りません。見つからない場合、患者に近い論文を読んでみる必要があります。今まで読んできた研究結果だけで治療方針を決めるわけではなく、患者さんと対話しながら決めていくことが何より重要です。また、そのさじ加減が個人の腕の見せどころとなってきます。興味をひくものから読んでいきましょう。

＜ Step 3 情報の批判的吟味 ＞

得られた情報が信頼できるか確認していきましょう。第２章の「4. ランダム化比較試験・チェックシート」（→p.17）を使って論文を読んでください。

※金芳堂本書サイトより、チェックシートがダウンロードできます。ご活用ください。また、本論文の回答例 も確認できます。

● お題論文に関する問題演習

論文とチェックシートを使って、以下の問題で力試し。

Q1 本論文の対象患者に関する以下の記述のうち、正しい選択肢を2つ選べ。

a. 患者年齢の下限は50歳である。
b. 収縮期血圧が130～219 mmHgの患者を条件としている。
c. 患者条件に腎機能に関する制限はない。
d. 降圧薬を中止してから研究に参加している。
e. 3回目の来院後の血圧測定は起立した状態で２回測定した。

Q2 本論文の患者に対して、治療に関する以下の記述のうち、誤っている選択肢を2つ選べ。

a. 治療群として、インダパミド徐放錠1.5 mgを投与する。
b. 対照群として、プラセボを投与する。
c. 目標血圧が定められており、効果不十分の場合、いずれの群でもペリンドプリルが追加投与された。
d. 目標収縮期血圧は140 mmHg未満であった。
e. 薬剤投与について、最大用量まで増量する場合がある。

Q3 本論文のアウトカムの指標に関する以下の記述のうち、正しい1つ選べ。

a. 主要評価項目は致死的な脳卒中であり、非致死的は含まれない。
b. 主要評価項目は心突然死が含まれている。
c. 副次評価項目はあらゆる原因による死亡が含まれている。
d. 副次評価項目は非致死性の心筋梗塞が含まれていない。
e. 副次評価項目は腎機能障害が含まれている。

Q4 本論文のグループ割り付けに関する以下の記述のうち、誤っている選択肢を1つ選べ。

a. ランダム化の対象国は13か国で、アメリカは含まれない。
b. 2回目と3回目の診察時に測定した4回の収縮期血圧の平均値が160～199 mmHgであれば、ランダム化の対象患者となる。
c. 大規模施設では、均等に割り付けるために、置換ブロック法が使用されている。
d. 割り付けは、血圧によって層別化されている。
e. 割り付け結果から、各項目の両群の割合がおよそ1：1になるように割り付けが行われている。

Q5 本論文の盲検化や出資者を含む研究関係者に関する以下の記述のうち、誤っている選択肢を2つ選べ。

a. HYVETは二重盲検化の試験と記述されている。
b. すべてのイベントは、割り付けを知らない独立した組織によって、判定されている。
c. 資金支援は、イギリスの研究所が行っている。
d. 解析は製薬企業が行っている。

e. 不適切なデータ提供を行った施設は、継続して試験に参加している。

Q6 **本論文のサンプルサイズ決定に関する以下の記述のうち、誤っている選択肢を 2 つ選べ。**

a. 本試験は倫理的な理由で早期終了している。

b. すべての脳卒中の発生率が 35％減少するように研究デザインされている。

c. 心筋梗塞に関するイベント発生数が考慮されている。

d. 第一種の過誤の基準値は、両側 5％に設定されている。

e. 第二種の過誤の基準値は、10％に設定されている。

Q7 **本研究の主となる解析に関する以下の記述のうち、正しい選択肢を 1 つ選べ。**

a. 参加者がそれぞれの理由で試験から脱落しても、それらを除外せず参加者全員を解析している。

b. 薬剤を一度服用していない参加者を除外して解析している。

c. 研究プロトコールに従わなかった参加者を除外して解析している。

d. なんらかの理由で研究から脱落した人を除外して解析している。

e. 追跡できなくなった参加者を除外して解析している。

Q8 **Figure 2・3 の各評価項目の結果に関する以下の記述のうち、正しい選択肢を 1 つ選べ。**

a. 治療群の収縮期血圧は、1年で 20～30 mmHg程度下がる。

b. プラセボ群の収縮期血圧は、10 mmHg程度下がるのに 5年かかる。

c. Figure 3 . A において、4年後にはイベント発生頻度が大きく開いているため、有意差があると言える。

d. あらゆる原因による死亡について、p値からプラセボ群は治療よりも有意に頻度を低下させる。

e. 横軸であるフォローアップの年数が長ければ長いほど、研究結果の信頼度は上がる。

Q9 Table 2の各評価項目の結果に関する以下の記述のうち、正しい選択肢を1つ選べ。

a. Per protocol setでの結果が記述されている。

b. 致死性あるいは非致死性の脳卒中について、治療はプラセボよりも有意に頻度を低下させる。

c. 脳卒中による死亡について、治療はプラセボよりも有意に頻度を低下させる。

d. 心不全による死亡について、治療はプラセボよりも有意に頻度を低下させる。

e. 致死的、非致死的なすべての心不全について、治療群とプラセボ群では有意差はない。

Q10 Table 2のStroke（Fatal or nonfatal）と本文中の有害事象の結果に関する以下の記述のうち、<u>誤っている選択肢</u>を<u>2つ</u>選べ。

a. 脳卒中のNNTを算出し、少数点以下を繰り上げると、104である。

b. リスク比95％を80％に減らすことで算出されるNNTと20％を5％に減らすNNTは同一の値である。

c. 絶対リスク減少は0.97である。

d. HRが0.70であることから治療はプラセボよりも発生頻度を70％減少させる。

e. 重篤な有害事象について、治療はプラセボよりも有意に頻度が高い。

問題演習の答えと解説

Q1の答え d、e

PICOの「P (患者)」に関する問題です。

① 対象患者を把握するために「patient」で検索。

② p.1887の「ABSTRACT」の見出し「METHODS」1行目文中に「We randomly assigned 3845 patients ……who were 80 years of age or older and……or more」が見つかる。

→参加者は80歳以上かつ収縮期血圧が160 mmHg以上の患者が対象になっている。

③ Abstractでは詳細がわからないため、「patient」の検索を続けるとp.1888の項目「METHODS」に見つかる。3段落1行目「Patients had to be 80 years of age or older …….」

→ABSTRACTと同様の参加基準であり、選択肢aとbは誤り。

④ 続く文章に「Exclusion criteria……a serum creatinine level greater than 150 μmol per liter (1.7 mg per deciliter),……」が見つかる。

→除外基準に関する記述で、腎機能低下患者などが除かれている。

→選択肢cは誤り。

⑤ その後の記述4段落1行目「Patients were instructed to stop all antihypertensive treatment……」が見つかる。

→服用中の薬剤を中止して試験に参加していることがわかる。

→選択肢dは正解 (この方法は、現在では倫理的に許容されないかもしれない)。

⑥ 読み進めていくと4段落6行目「On the third visit and thereafter

……for 2 minutes.」が見つかる。

→3回目の来院時に起立した状態で2回血圧測定している。

→選択肢eは正解。

Q2の答え c、d

PICOの「I（介入）/C（比較）」に関する問題です。

① 治療に関することを把握するために「receive」で検索。

② AbstractのMETHODSの項目から治療に関することが把握できる。

→インダパミド徐放錠1.5 mgあるいはプラセボを受け取る。

③ 確認として、P.1888「METHODS」に見つかる「receive」付近を読んでみます。

→p.1889の2段落1行目「After randomization, patients received either indapamide（sustained release, 1.5 mg）or matching placebo alone.」が見つかる。

→「ABSTRACT」同様に、介入群はインダパミド徐放錠1.5 mg、対照群としてプラセボが投与されていることがわかる。

→選択肢aとbは正しい。

④ その後を読み進めると「At each visit ……if needed to reach the target blood pressure, perindopril（2 mg or 4 mg）or matching placebo could be added.」がある。

→血圧が到達目標に届かなかった場合、ペリンドプリル（2 mg、4 mg）あるいはプラセボが追加投与されていることがわかる。

→選択肢cは誤り。

⑤ 付近が治療に関する内容が書かれていることがわかるので、さらに読み進める。「The target systolic blood pressure was less than

150 mm Hg…….」がある。

→目標とする収縮期血圧は150 mmHg未満であることがわかる。

→選択肢dも誤りで正解。

⑥ その5行目後に「maximum dose of the study drugs」がある。

→最大用量まで増量している記述が見つかる。

→選択肢eは正しい。

Q3の答え c

PICOの「O（評価項目）」に関する問題です。

①「outcome」で見つからないので「end」で検索する。

② Abstractの「METHODS」の項目から主要評価項目に関することが把握できる。

→致死性あるいは非致死性の脳卒中。

③ 主要評価項目の確認と副次評価項目を把握するために、p.1889の見出し「END POINTS」を読み進める。

→1行目「The primary end point……attacks.」がある。

→主要評価項目はすべての脳卒中（一過性脳虚血発作を除く）であることが読み取れ、「ABSTRACT」に記載のなかった脳卒中でも除いた項目が把握できた。

→選択肢aとbは誤り。

③ 次の文章「Secondary end points ……stroke.」を読む。

→副次評価項目が記されている。

→あらゆる原因による死亡、心血管死、心臓が原因による死亡、脳卒中による死亡とわかる。

→選択肢cは正しく、dとeは誤り。

Q4の答え d

グループ割り付け、ランダム化に関する問題です。

①「random」で検索する。

② Abstractの「METHODS」の項目に「randomly」が見つかる。

→欧州、中国、オーストララシア、チュニジアがランダム化の対象となっており、アメリカは含まない。

③ 国の数を確認するために検索を続けると、p.1888の「METHODS」2行目に「randomized」が見つかる。その後を読んでみる。

→「13 countries……」と13か国での実施とわかる

→選択肢aは正しい。

③ 次の「random」の検索結果では、p.1889の1段落4行目に「randomization」が見つかるので、前後を読んでみる。

→1行目「If the mean of the four systolic blood-pressure measurements……」がある。

→2・3回目の受診時に測定した4回の収縮期血圧の平均値が160〜199 mmHgかつ、参加基準に適合した患者をランダム化していることが読み取れる。

→選択肢bは正しい。

④ その後「Randomization was stratified……」とあり、層別化について記述がある。

→年齢や性別によって層別化を行っており、大規模施設ごとに置換ブロック法（注11）によって、均等になるようにしている。

注11）ブロック法：各群間の研究対象者の偏りを減らす方法の一つ。最初にブロックのサイズを決めておき、試験に参加する患者を順番にブロックに割り当てていくことで、両群の差が生まれないようにする。

→選択肢cは正しく、dは誤り。

⑤ 割り付け結果である、Table 1 (Baseline) を見る。

→Active TreatmentとPlaceboの各項目を見ると、およそ同じ数。

→1：1で割り付けられている。

→選択肢eは正しい。

Q5の答え d、e

盲検化と研究関係者に関する問題です。

①「blind」で検索する。

→p.1888の「METHODS」3行目に「double-blind」が見つかる。

→二重盲検と表記されている。

→選択肢aは正しい。

② さらに「unaware」で検索する。

→見出し「END POINTS」8行目に見つかる。

③「All events that were possible end points were reviewed by an independent committee, unaware of the group assignment,……」とある。

→すべてのイベントは、割り付けを知らない独立した組織によって、決められたプロトコールに沿って判定されている。

→選択肢bは正しく、厳密には三重盲検とわかる。

④ 次に「fund」で検索する。

→p.1888「METHODS」2段落目1行目「HYVET was funded by grants from the British Heart Foundation …….」がある。

→イギリスの機関が出資者となり資金提供し、製薬企業はしていない。

→選択肢cは正しい。

⑤ 解析者の確認をするために「analy」と検索してみる。2段落10行目に「analyses」が見つかる。前後を読んでみる。

→データ管理者であるインペリアルカレッジロンドンから独立した学術的な著者が行っていることがわかる。

→選択肢dは誤り。

⑥ 検索単語からは見つけることはできないが、見出し「DATA MONITORING」より選択肢eを判断する。

→全文を翻訳してみると、データの管理についての記述である。

→適切に研究が実施されているかの判断材料になる。

→p.1889最後の行に「On the……, four centers were closed …… because of concerns that these centers failed to provide complete and accurate data.」とある。

→適切にデータを提供できない施設を閉鎖している。

→選択肢eは誤り。

Q6の答え c、d

サンプルサイズに関する問題です。

① 見出しの「STATISTICAL ANALYSIS」を見ていく。

② 冒頭から「HYVET was designed to detect a 35% reduction in the rate of any stroke, with a statistical power of 90% at the 1% level of significance…….」とある。

→すべての脳卒中を35%減らすために、検出力90%、αレベル1%と設定していることがわかる。

→選択肢bとeは正しく、cとdが誤り。

③ 21行目に「The trial was terminated at that point, for ethical reasons.」とある。

→倫理的な理由によって、早期中止（注12）されている。

→選択肢aは正しい。

Q7の答え a

解析対象者に関する問題です。

①「intent」で検索。

② 見出しの「STATISTICAL ANALYSIS」2段落1行目に「The primary analysis was performed according to the intention-to-treat principle.」が見つかる。

→主となる解析はITT解析であることがわかる。

→選択肢aは正しい。

③ 他の解析について確認するため「per」で検索。

④ 3段落11行目「 A per-protocol analysis was also performed;……」と記述がある。

→per protocol set（PPS）解析でも行っていることが読み取れる。

⑤ どちらの解析方法での結果が記述されているかを確認するため、Figure 1とFigure 3を見てみる。

→Figure 1にintention-to-treat analysisとper-protocol analysisの人数が書かれている。

⑥結果の図から、実際にどちらを使用したかを確認する。Figure3を

注12）早期中止：予想される以上の効果が得られ、試験を継続することで一方の群が治療上不利益を大きく被ると予想される場合は、試験を中止する場合がある。この場合の留意点として、計画年数より早い段階で試験が終わってしまうので、検出力不足や長期的な効果が不明になる可能性が残る。

見ると、ITT解析の人数と同数であるためITT解析での結果を表しているのがわかる。

→主とする解析方法はITT解析とわかり、選択肢aは正しい。

Q8の答え a

主要評価項目を含んだ各結果を、図から読み取る問題です。

① 血圧に関する結果であるFigure 2を見る。

→収縮期血圧と拡張期血圧を5年間プロットしたもので、青色はプラセボ、橙色は治療群。

→橙色は1年でおおよそ170 mmHgから145 mmHg付近に低下しており、20～30 mmHg程度、血圧が低下したことがわかる。

→選択肢aは正しい。

→プラセボは青色で、1年でおおよそ170 mmHgから160 mmHg付近に低下している。

→5年はかかっていないので、選択肢bは誤り。

② 各評価項目であるFigure 3を見る。

→図のプロットから統計学的な判断はできない。

→選択肢cは誤り。

③ あらゆる原因による死亡を示すPanel Bに記載のp値が0.02である。

→0.05よりも小さいことから有意差がある。プラセボが治療よりも頻度が高い曲線になっている。

→選択肢dは誤り。

④ 年数が増えるにつれ、患者数が減少している。

→開始時期や追跡期間の設定上、人数が減るため、検出力が下がっていくので信頼度は下がる。

→選択肢eは誤り。なお、最初の人数の半分程度である時点までが参考にできる結果と言われることもある。

Q9の答え c

主要評価項目を含んだ各結果を、表から読み取る問題です。

① Table 2タイトルを読むと、ITT解析での致死性、非致死性の転帰に関する結果が載っている。

→per-protocol setではないので、選択肢aは誤り。

② Strokeの項目にある「Fatal or nonfatal」の各群の発生頻度を見る。

→12.4 vs 17.7と治療群のほうが少ないことがわかる。しかしHRが0.70（0.49-1.01）と1をまたいでおり、有意差はない。

→選択肢bは誤り。

③「Death from stroke」の各群の発生頻度を見る。

→6.5 vs 10.7と治療のほうが少ないことがわかる。さらに、HRが0.61（0.38-0.99）と1をまたいでおらず、プラセボよりも有意に頻度を低下させている。

→選択肢cは正しい。

④ 心不全による死亡（Deathの項目From heart failure）のHRは0.48（0.18-1.28）である。

→95％CIが1をまたいでおり有意差はない。

→選択肢dは誤り。

⑤ すべての心不全（Fatal or nonfatalの項目Any heart failure）のHRは0.36（0.22-0.58）である。

→95％CIが1をまたいでいないことから治療を行うと、有意に頻度を低下させていることがわかる。

→選択肢eは誤り。

Q10の答え d、e

評価項目から算出される各数値と有害事象の結果に関する問題です。

① 必要治療数（Number Needed to Treat：NNT／注13）は「100／(治療の発生率－対照の発生率)」で算出できる。

② Table 2を確認する。

→StrokeのFatal or nonfatalの（ ）内に発生数が示されている。これらを各患者数で割り算すると、「1／〔(69／1912)－(51／1933)〕＝103.05」となり、小数点を切り上げるとNNTは104。

→必要治療数は上記に記した通りなので、選択肢aは正しい。

③ 選択肢bは、「95／100－80／100＝15／100」「20／100－5／100＝15／100」で、NNTは同一の値となる。

→選択肢bは正しい。

④ 絶対リスク減少（Absolute Risk Reduction：ARR／注14）は「{(69／1912)-(51／1933)} ×100＝0.97」である。

→選択肢cは正しい。

⑤ 補足として、相対リスク減少（Relative Risk Reduction：RRR／注15）は、リスク比（51／1933÷69／1912＝0.73）を算出し、1から引いた値の0.27に100をかけた値となる。

注13）NNT：1人のイベントを減らすために必要な患者の数。少ないほうが効果の大きいことを表す。1/ARRで算出される。

注14）ARR：2群間のリスクの差を表す。対照群の発生数/対照群の患者数から介入群の発生数/介入群の患者数を引き算して算出する。

注15）RRR：介入群を対照群と比較したときのリスク減少の割合。1からリスク比を引くことで求められる。

→NNT、ARR、RRRで値が異なる

⑥ HRが0.70であることが読み取れる。

→発生頻度は30％減らすことがわかるため、選択肢dは誤り。

⑦ 有害事象の項目は「adverse」で検索。

→p.1894左カラム下から7行目に「The number of serious adverse…… (p＝0.001).」が見つかる。

→プラセボが448、治療が358、p＝0.001であることから、プラセボが治療よりも有意に頻度が高いことがわかる。

→選択肢eが誤り。

＜ Step4 患者への適用 ＞

患者背景を踏まえ、あなたなら情報をどう活用し、どのような行動をするか書き出しましょう（次回の来局を想定して）。

【例：次回来局時の患者への声掛け】

血圧が高いままで元気な人ももちろんいると思うんですよね。でも、しっかり薬を飲んで血圧を下げる意味はあるんですよ。Sさんよりも、ほんの少し年齢が高い患者さんに対して、薬を飲んで血圧を下げたほうが脳卒中による死亡や心臓病を3割くらい抑えられるという研究があります。他にも60歳くらいに対して、120 mmHgくらいに下げたほうが良いという研究もあるんですね（→トレーニング1日目 参照）。今、お薬が多いとか、飲む回数が多いとか、お薬のことで日常生活に困っていることがあれば教えてください。うっかり飲み忘れてしまうことなどありませんか？　なにか負担なことがあれば、薬を減らすお手伝いができるかもしれませんので、教えてくださいね。

患者適用に活用した論文情報の根拠を書き出しておきましょう。

【例】

患者背景

・75歳男性

・BMI 26.4

・降圧効果を疑問視

論文情報

Table 1より

・平均年齢が83.5-6歳（±3.1-2）

・研究開始時の平均収縮期血圧は約170 mmHg

Figure 2より

・治療すると1年後に約150 mmHg

Table 2より

・主要評価項目の脳卒中（Stroke, Fatal or nonfatal）がHR 0.70（95%CI：0.49-1.01）。

・副次評価項目の致死的、非致死的心不全（Fatal or nonfatal, Heart Failure）がHR 0.36（95%CI:0.22-0.58）。

・深刻な有害事象（serious adverse events、p.1894）は、プラセボ群448、治療群358（p=0.001）。

＜ Step 5 振り返り ＞

Step 1〜4を通して振り返りを行い、やり残したことや次に向けた改善点の抽出をしてみましょう

【例】

Step 1

今回の患者の背景や想いが詳しくわかっていない。血圧の値、服薬状況などの聞き取りが不十分。血圧の値次第では大きく対応が変わるだろうし、アドヒアランスの良好でない患者が23〜65％程度いる報告があるので、この人もそうかもしれない[1)]。

Step 3

今回の有効性は主要評価項目では有意差がなく、副次評価項目で示されており、厳密には効果があるとは言えない。しかしAbstractのCONCLUSIONSには、80歳以上は有益と書いてある。この有益は少し誇張表現にも思える。

Step 4

臨床試験は、主要評価項目を検証するための試験であるので、

副次評価項目はあくまで参考である。そのため脳卒中に効果のあるように解釈されやすい表現は避けるべきだったかもしれない。ただし患者が脳卒中に不安を持つため、治療の放棄をしないように降圧を推奨するような話をしたのは良かったと思える。減薬の観点から、コンプライアンスが悪くても血圧が正常範囲であれば、薬は不要なのかもしれない。

まとめ

- **1～3日の結果から対象患者が異なることで、治療の効果も違ってくる。**
- **各項目の値や計算されるNNTなどの各値を見て、効果の大きさを考えてみる。各値は大きく異なるので、数字の示す意味を考え、数字のマジックに騙されないように気をつける必要がある。**
- **統計学的有意差がないのに、とても有効であるかのように書かれている論文もある。文章を鵜呑みにするのではなく、数字を読み取って自分なりに解釈することが大切。**
- **統計学的な結果による判断も大切だが、結果のみで判断することはエビデンスを押しつけることになる。主要評価項目が統計的に有意でなくとも、患者の希望を聞くことで治療を進めても良い場合もある。**

参考文献

1) Berra E, et al. Evaluation of Adherence Should Become an Integral Part of Assessment of Patients With Apparently Treatment-Resistant Hypertension. Hypertension. 2016; 68: 297-306. PMID: 27296995.

（上田 昌宏）

コラム
利尿薬

『化学構造から見る利尿薬』

HYVET研究の介入群では、第一選択薬としてサイアザイド類似利尿薬であるインダパミドが使用されていました。本コラムでは、基礎薬学の視点から利尿薬を見てきたいと思います。

図3-2に代表的なループ利尿薬とサイアザイド系利尿薬の化学構造を示します。化学構造を並べてみると、ベンゼン環にスルホンアミドと塩素原子が結合した共通の化学構造があり、この共通構造部分がイオンチャネルの阻害に必要な構造と推定できます。しかし、ループ利尿薬とサイアザイド系利尿薬は阻害するイオンチャネルが異なります。この阻害対象の違いを引き出す官能基がフロセミドのカルボン酸、トリクロルメチアジドの環状スルホンアミドと考えられます。

また、インダパミドは、サイアザイド系利尿薬の中でも利尿作用が弱く、降圧作用が強いという特性を持っています[1)]。その活性のカギとなっているのがインドリン骨格です。炭素原子が多くなることで、同じサイアザイド系利尿薬であるトリクロルメチアジドと比べて、分配係数が大きく脂溶性が向上しています[2)]。その結果、血漿タンパク結合率の向上や血管壁への分布率の上昇などといった特性を持つことで、降圧作用の持続性と血管平滑筋への直接作用の強さにつながっていると考えられています[3)]。

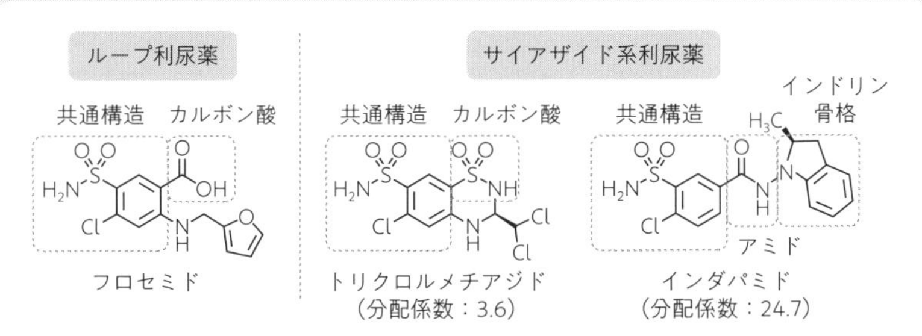

図3-2 代表的な利尿薬の化学構造と特徴的な部分

参考文献

1) Sassarda J, et al. An overview of the pharmacology andclinical efficacy of indapamide sustainedrelease.
Fundam Clin Pharmacol. 2005; 19: 637-645. PMID: 16313275.
2) ナトリックス錠・医薬品インタビューフォーム.
3) 臼井 八郎, 他. 血管平滑筋におよぼす非thiazide系降圧利尿剤Indapamideの影響. 日薬理誌. 1978; 74: 389-396.

（清水 忠）

トレーニング 4日目

＜仮想症例シナリオ＞

あなたは病院薬剤師である。ある日、患者のＧさんがやって来た。Ｇさんは高血圧・心不全とLDLコレステロールが少し高くて通院している75歳の女性である。以前は急性心不全で入院を繰り返していたが、内服をきっちりするようになってから、外来通院で済んでいる。150 cm、 60 kgと少し太り気味で、いつも歩くと息切れをしているので、薬剤師も受付から心配して見守っている患者である。

Ｇさん：ふうふう。お薬、お願いしまーす。

あなた：はーい。Ｇさん、調子はどうなの？　ちょっとしんどそうじゃない？

Ｇさんは、息切れが変わりないことや、やっぱり食べてしまうこと、階段がつらいことなど、いろいろ話してくれた。

Ｇさん：そうそう、お薬が１つ追加になってるのよ。見てくれない？

あなた：はい。

Ｇさんの内服にSGLT２阻害薬が追加されている。もともと高血圧と心不全に対してはカルシウム拮抗薬、ACE阻害薬、利尿薬２種類、ニトロが処方されていた。冠動脈疾患はないので、抗凝固薬や胃薬は入っていない。

Ｇさんが言うには、いろいろな検査をしたら昨年よりも心機能が少し落ちているので追加になったと言う。

あなたは、SGLT２阻害薬がもともと糖尿病の薬であったことや心不全への効果など、しっかり説明をした。しかし、Ｇさんは混乱した様子で質問をしてきた。

Ｇさん：いや、私は糖尿病じゃないのよ。あれ？　間違えてるのかしら？

あなた：いえ、糖尿病じゃないんですけど、心不全に使う糖尿病の薬でして……。

いろいろ説明するうちにGさんは「まあ、いいわ。ありがとう！」とにっこり笑って、ふうふう言いながら帰っていった。

あなたは、SGLT２阻害薬の説明が複雑すぎたのを反省し、説明を研ぎ上げようと思い立った。「えっと、資料は……」。つぶやきながら病院のクラウドにアクセスし、勉強会資料の中にある論文のPDFをクリックした。

（髙垣 伸匡）

＜ Step1 臨床問題の定式化 ＞

シナリオの患者の抱える問題をPICO形式で書き出しましょう。

P（患者の情報）		
I（介入）	C（比較）	O（結果）

以下の【例】は筆者の考えたものになります。

【例】

P（患者の情報）
75 歳の女性 既往歴：高血圧、心不全 150 cm、60 kg→BMI 26.67 LDL コレステロール高め？ 急性心不全を繰り返しており、心機能低下傾向（冠動脈疾患なし） コンプライアンス良好 少し太り気味 歩くと息切れする（階段がつらい）→NYHA II ？ 食べることが好き 服用薬剤：ACE 阻害薬、利尿薬 2 種類、ニトロ製剤 新規薬剤：SGLT2 阻害薬

I（介入）	C（比較）	O（結果）
①SGLT2 阻害薬を内服する ②β遮断薬を追加する ③生活指導による減量 ④スタチンを開始 ⑤食事、運動の指導	①SGLT2 阻害薬を内服しない ②追加なし ③このままの生活 ④このままの薬を使用 ⑤何もしない	心不全の増悪 心血管イベント NT-proBNP 入院 尿路感染症や性器感染症などの有害事象 心筋梗塞 QOL 血圧 体重 低血糖 アドヒアランス

< Step 2 問題解決のための情報検索 >

問題解決の参考となる情報を検索しましょう。**Step 1**で立てたPICOから解決したいPICOを選びます。

PICOから抽出した重要なキーワード

検索単語

気になった論文（PMIDだけを記載するのでもOKです）

前回までの血圧とは異なり、心不全の論文を検索することになりますが、方法は変わりません。RCTや無料で全文が読めるようなフィルターをかけたりして、自身が必要な論文を探しに行きましょう。

では、お題論文は次の通りです。こちらで進めていきましょう。

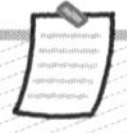

【お題論文】 PMID: 31535829

Dapagliflozin in Patients with Heart Failure and Reduced Ejection Fraction. N Engl J Med. 2019 ; 381 : 1995 -2008 .

以下の**【例】**は筆者の考えたものになります。

【例】

キーワード

心不全（heart failure)、SGLT 2 阻害薬（SGLT 2 inhibitor)

検索単語

heart failure, SGLT 2 inhibitor

気になった論文

①糖尿病の有無で群分けしたダパグリフロジンの効果

Effect of Dapagliflozin on Worsening Heart Failure and Cardiovascular Death in Patients With Heart Failure With and Without Diabetes. JAMA. 2020 ; 323 : 1353 -1368 . PMID: 32219386

②カナグリフロジンの腎転帰を検証した論文

Canagliflozin and Renal Outcomes in Type 2 Diabetes and Nephropathy. N Engl J Med. 2019 ; 380 : 2295 -2306 . PMID: 30990260

③エンパグリフロジンの研究（HFpEFの患者を対象）
Cardiovascular and Renal Outcomes with Empagliflozin in Heart Failure. N Engl J Med. 2020 ; 383 : 1413 -1424 . PMID: 32865377

④エンパグリフロジンの研究（HFrEFの患者を対象）
Empagliflozin in Heart Failure with a Preserved Ejection Fraction. N Engl J Med. 2021 ; 385 : 1451 -1461 . PMID: 34449189

⑤心不全が悪化した糖尿病患者に対するソタグリフロジンの効果を検証した論文
Sotagliflozin in Patients with Diabetes and Recent Worsening Heart Failure. N Engl J Med. 2021 ; 384 : 117 -128 . PMID: 33200892 .

⑥SGLT２阻害薬の費用対効果を検討した論文
Estimating lifetime benefits of comprehensive disease-modifying pharmacological therapies in patients with heart failure with reduced ejection fraction: a comparative analysis of three randomised controlled trials. Lancet. 2020 . PMID: 32446323

PICOから「心不全」「SGLT２阻害薬」「高齢者」をそのままキーワードとしました。そして、フィルターをRCTとして検索すると170件程度が見つかりました。

まずは、お題論文と同一の研究で、糖尿病の有無について群分けした報告です（気になった論文①）。糖尿病の既往によって、効果の違いを知ることができます。

次に、心臓と密接な関わりがある腎転帰を検証した論文が見つかります（気になった論文②）。SGLT2は腎保護作用があるといわれていますので、その効果についてみることができます。

また、エンパグリフロジンの研究があります。気になった論文③はHFpEFの患者を対象にしたもので、心不全の状態による効果の違いがわかります。気になった論文④はHFrEFの患者を対象にしていますので、心不全の状態によっての効果の違いがわかります。

そして日本未発売の研究ですが、心不全が悪化した糖尿病患者に対するソタグリフロジンの効果を検証した論文もあります（気になった論文⑤）。特定のSGLT2阻害薬の作用として心不全に効果があるのではなく、SGLT2阻害薬全体で効果があるのかもしれません。

最後に本書では扱いませんが、駆出率が低下した心不全患者に対するSGLT2阻害薬による費用対効果を示した論文も見つかりました（気になった論文⑥）。

＜ Step 3 情報の批判的吟味＞

得られた情報が信頼できるか確認していきましょう。第2章の「4. ランダム化比較試験・チェックシート」（→p.17）を使って論文を読んでください。

※金芳堂本書サイトより、チェックシートがダウンロードできます。ご活用ください。また、本論文の回答例 も確認できます。

お題論文に関する問題演習

論文とチェックシートを使って、以下の問題で力試し。

Q1 本論文の対象患者に関する以下の記述のうち、正しい選択肢を2つ選べ。

a. 年齢の上限は60歳である。

b. 駆出率が50％以下を対象としているが、心不全の重症度を示すNYHA分類のⅠ類は含まれない。

c. 心不全治療が必要な患者は標準的な治療を受けている。

d. 1型・2型糖尿病のどちらも対象となっている。

e. 腎機能の制限が設けられている。

Q2 本論文の患者に対して、薬剤投与に関する以下の記述のうち、正しい選択肢を2つ選べ。

a. 介入群として、ダパグリフロジン10 mgを1日1回投与する。

b. 対照群として、プラセボを投与する。

c. 試験途中で、介入群と対照群の薬剤を入れ替えている。

d. 心不全に関する治療はプラセボ群のほうが優遇されている。

e. 血糖降下薬の使用は認められていない。

Q3 **本論文のアウトカムの指標に関する以下の記述のうち、誤っている選択肢を1つ選べ。**

a. 主要評価項目は心不全の悪化が含まれている。
b. 主要評価項目は心血管死が含まれている。
c. 副次評価項目は心不全による入院と心血管死の総数が含まれている。
d. 副次評価項目はNYHA分類による悪化が含まれている。
e. 副次評価項目は腎機能の低下が含まれている。

Q4 **本論文のグループ割り付けに関する以下の記述のうち、誤っている選択肢を1つ選べ。**

a. ランダム化の前にスクリーニング期間が設けられている。
b. ブロック法によって両群が1:1になるように割り付けられている。
c. 音声あるいはウェブ応答システムを用いて、割り付けを決めている。
d. 層別化によって、2型糖尿病患者と糖化ヘモグロビンが6.5%以下の患者が均等に割り付けられるようにしている。
e. 両グループの割り付けに関して、各項目ともほぼ10%範囲内の差におさまっている。

Q5 **本論文の盲検化や出資者に関する以下の記述のうち、誤っている選択肢を1つ選べ。**

a. 本論文中から、二重盲検で実施されている記述がある。
b. 本論文中に、アウトカムの評価者は盲検化されている記述がある。
c. 製薬会社が本研究の解析に関わっている。
d. 製薬会社が本研究の計画の立案に関わっている。

e. 解析は大学が再度行っている。

Q6 本論文のサンプルサイズ決定に関する以下の記述のうち、正しい選択肢を1つ選べ。

a. アウトカムのリスク比を設定してサンプルサイズを計算している。
b. 第一種の過誤の基準値は両側5％に設定されている。
c. 第二種の過誤の基準値は20％に設定されている。
d. 第一種、第二種の過誤を考慮した必要サンプルサイズは、1群で4,500サンプルである。
e. 本研究は非劣性試験としてデザインされている。

Q7 本研究結果の解析に関する以下の記述のうち、正しい選択肢を1つ選べ。

a. 参加者がそれぞれの理由で試験から脱落しても、それらを除外せず参加者全員を解析している。
b. 薬剤を一度も服用していない参加者を除外して解析している。
c. 研究プロトコールに従わなかった参加者を除外して解析している。
d. なんらかの理由で研究から脱落した人を除外して解析している。
e. 追跡できなくなった参加者を除外して解析している。

Q8 Figure 2の心血管アウトカムの結果に関する以下の記述のうち、誤っている選択肢を2つ選べ。

a. Panel Aから心不全による入院について、ダパグリフロジンはプラセボよりも有意に頻度を低下させることが判断できる。
b. Panel Bから心不全による入院について、ダパグリフロジンはプラセボよりも有意に頻度を低下させることが判断できる。

c. Panel Cから心血管死について、ダパグリフロジンはプラセボよりも有意に頻度を低下させることが判断できる。

d. Panel Dからあらゆる原因による死亡について、ダパグリフロジンはプラセボよりも有意に頻度を低下させることが判断できる。

e. 図の傾きからいずれのpanelもダパグリフロジンがプラセボよりも有意に頻度を低下させることが判断できる。

Q9 **Table 2の結果に関する以下の記述のうち、正しい選択肢を2つ選べ。**

a. 主要評価項目に関するNNTは200である。

b. 8か月でのKCCQ症状スコアの変化量の合計について、ダパグリフロジンはプラセボよりも有意に数値を増加させる。

c. 試験継続できないほどの有害事象について、ダパグリフロジンはプラセボよりも有意に頻度を増加させる。

d. 下肢切断について、ダパグリフロジンはプラセボよりも有意に頻度を上昇させる。

e. 体重について、ダパグリフロジンはプラセボよりも有意に減少する。

Q10 **Figure 3の主要評価項目のサブグループ解析の結果に関する以下の記述のうち、誤っている選択肢を2つ選べ。**

a. 年齢に限らず、ダパグリフロジンはプラセボよりも有意に頻度を低下させる。

b. NYHA分類に限らず、ダパグリフロジンはプラセボよりも有意に頻度を低下させる。

c. 心不全による入院の有無に限らず、ダパグリフロジンはプラセボよりも有意に頻度を低下させる。

d. BMIの値に限らず、ダパグリフロジンはプラセボよりも有意に頻度を低下させる。

e. eGFRの値に限らず、ダパグリフロジンはプラセボよりも有意に頻度を低下させる。

問題演習の答えと解説

Q1の答え c、e

PICOの「P（患者）」に関する問題です。

①「patient」で検索。
② 見出し「PATIENTS」が見つかる。
③ 見出し「PATIENTS」内の冒頭に参加基準（include）がある。
④「Eligibility requirements included……symptoms.」の文章を読む。
　→18歳以上の患者を対象とし、駆出率40％以下、NYHA分類のⅡ～Ⅳの患者を選んでおり、選択肢a、bは誤り。
⑤ 続く「Patients were required……with a glycated hemoglobin level of ＜7％).」を読む。
　→心不全の治療や他の疾患に関する治療が記載されているので、選択肢cは正しい。
⑥ 次に除外基準を確認するために「exclusion」を検索する。
⑦「PATIENTS」の3段落1行目に「Exclusion criteria……declining renal function).」が見つかる。
　→1型糖尿病、低血圧や腎機能障害（eGFR≦30 mL/min/1.73 m^2）の患者が除外されており、選択肢dは誤りで、選択肢eが正解。
　→SGLT2阻害薬の研究であるため、糖尿病（diabetes mellitus）で検索して記述を確認しても良い。

Q2の答え a、b

PICOの「I（介入）/C（比較）」に関する問題です。

①「assign」で検索。

② 見出し「TRIAL PROCEDURES」5行目に「assign」が見つかる。

③「After ……dapagliflozin (at a dose of 10 mg once daily) or matching placebo……two regimens.」と書かれている。

→1日10 mgのダパグリフロジン、あるいはプラセボを投与していることがわかり、選択肢a、bは正しい。

→介入群と対照群の薬剤を入れ替えていないので、クロスオーバー試験（注16）とは異なり、選択肢cは誤り。

④ 治療に関する項目を把握するために「therapy」で検索。

⑤ 見出し「PATIENTS」内2段落1行目「Patients were required to receive standard heart failure device therapy……in unacceptable side effects.」と書かれている。

→心不全の治療として、β遮断薬にACE阻害薬やARB、あるいはサクビトリルバルサルタンを追加していることがわかる。

→特に、プラセボ群を優遇するような文章はないので、選択肢dは誤り。

⑥ 糖尿病治療に関する項目を把握するために、血糖降下薬（glucose-lowering therapies）の「lowering」で検索。

⑦ 見出し「PATIENTS」内2段落の後ろから7行目「Patients with

注16）クロスオーバー試験：各群にそれぞれ別々の治療を行い評価した後に、各群の治療法を入れ替えて評価する方法。薬剤の場合、入れ替える前の薬剤の影響をなくすためにwash out期間を設ける。同じ患者で両治療を評価できるメリットがある一方で、試験期間が長引くこと、急性期の治療には不向きであることが挙げられる。

type 2 diabetes continued to take their glucose-lowering therapies…….」とある。

→2型糖尿病患者は、血糖降下薬の制限なしでの服用継続が認められており、選択肢eは誤り。

Q3の答え d

PICOの「O（評価項目）」に関する問題です。

①見出し「OUTCOMES」の中で、複数の「outcome」が見つかる。

②1行目「The primary outcome…… from cardiovascular causes.」と主要評価項目がわかる。

→心不全の悪化あるいは心血管死の複合アウトカムであり、選択肢a、bは正しい。

→その直後の文章（An episode of worsening heart failure……）に、心不全の詳細の記述（予定外の入院や急患での点滴治療）があるので、併せて確認する。

③次の段落に「A key secondary outcome ……death.」がある。

→副次評価項目は、心不全による入院と心血管死の複合であり、選択肢cは正しい。

→その後の「The additional secondary outcomes were…… cause.」から、副次評価項目に追加があることがわかる。

→NYHA分類ではなく「Kansas City Cardiomyopathy Questionnaire」（カンザスシティ心筋症問診票）による症状の悪化を測定しているとわかる。

→選択肢dは誤りで正解。

④続く「worsening renal function」と腎機能の低下の記載がある。

→選択肢eは正しい。

Q4の答え d

グループ割り付け、ランダム化に関する問題です。

①「random」で検索。

② 見出し「TRIAL PROCEDURE」5行目に「After this screening patients were randomly……」など「random」が複数見つかる。

→「After this screening」とスクリーニング期間を設けていることが読み取れる。

→1つ前の文章「All the……」では、1〜14日間のスクリーニング期間に、参加/除外基準の確認を行っている。

→選択肢aは正しい。

→この手順を行うことで、試験参加患者の見極めと脱落患者の減少につながっている。

③読み進めると「the use of balanced blocks……confirmed at screening.」とある。

→ブロック法によって、両群が1：1になるように割り付けられていることがわかる。

→選択肢bは正しい。

④続く「Investigators used an interactive voice or Webresponse system to determine treatment assignment.」とある。

→音声あるいはWeb応答システムを用いており、選択肢cは正しい。

⑤「Randomization was stratified ……confirmed at screening.」と、2型糖尿病の診断によって層別化を行っている。

→type 2 diabetes後のカッコ内は診断の条件（確定診断あるいはHbA1c≧6.5％）であるため、HbA1cで層別化は行っておらず、選択肢dは誤り。

⑥ これらの条件での割り付けがなされたかを確認するために、結果となるbaselineを表したTable1の両群の値を見る。

→10％範囲に収まっていることから、選択肢eは正しい。

Q5の答え a

盲検化と出資者の研究への関与に関する問題です。しかし、「Blind」などの単語で検索しても、本文中には見当たりません。

① 「unaware」で検索。

② p.1998左カラムの 10行目「All outcomes ……a clinical-events committee, who were unaware of trial-group assignments……in the Supplementary Appendix.（注17）」が見つかる。

→アウトカムの評価者は割り付けを知らないとあるので、選択肢bは正しい。

→盲検化に関する記述は以上なので、選択肢aは誤り。

③ 盲検化を確認するため臨床研究の事前登録機関である「ClinicalTrials.gov」（注18）を参照する。

注17）Supplementary Appendix：論文の補遺（付録）。メイン論文にはページ数の制限があるためあり、載せきれなかったデータが記載されている。臨床で活用するために重要な詳細なデータは、補遺に書かれていることがある。他にも「protocol」と言って、研究の実施計画が付録としてある雑誌がある。

注18）ClinicalTrials.gov：臨床研究を事前に登録しておく機関。臨床研究が始まってから評価項目や介入方法などの計画を変更することは基本的にできない。また変更したとしても経過がわかるように、予め登録しておくことで確認可能となる。論文に載っていない条件（盲検化の詳細や期間など）を知ることができる。

④「ABSTRACT」の最後のところに「ClinicalTrials.gov number, NCT03036124.」を見つける。

→Googleなどの検索サイトで「ClinicalTrials」と検索し、番号を入力すると、登録された研究内容を見られる。

→その中で「masking」の項目に「Quadruple」(4重盲検化)と記載が見つかり、丁寧に盲検化されていることがわかる。

→臨床研究の事前登録は、後で不当な変更を行わないための抑止力にもつながる。

⑤ 出資者を確認するために「sponsor」と検索する。

⑥ 見出し「TRIAL DESIGN AND OVERSIGHT」内1行目に「The executive……the sponsor, AstraZeneca.」と書かれている。

→製薬企業が研究デザインや解析に関わっていることがわかり、選択肢c、dは正しい。

⑦ 10行目「The analyses……sponsor were replicated…… at the University of Glasgow.」とある。

→大学が解析を再現していることがわかり、選択肢eは正しい。

→企業が大きく研究に関わっているが、結果に関わるアウトカムの評価や解析は外部が行うことで、恣意的な操作が行われにくいデザインになっている。

Q6の答え b

サンプルサイズに関する問題です。

① 「event, power, alpha(α)」を検索。

②見出し「STATISTICAL ANALYSIS」1行目に「We calculated that 844 primary outcome events……power of 90% to detect a hazard ratio of 0.80……two sided alpha level of 0.05.」が見つかる。

→844件の主要評価項目のイベント発生を見込んだ試験である。

→ハザード比を0.8、αレベルを5%、検出力を90%と設定していることがわかり、選択肢a、cは誤りで、bは正解。

③ 続く5行目に、「With an expected annual event……4500 patients……」とある。

→18か月募集し、24か月の平均追跡期間とすると全体で4,500人の患者が必要であることが読み取れる。

→選択肢dは誤り。

④ 研究デザイン（注19）は、STATISTICAL ANALYSISを見る。

→非劣性試験（non-inferiority trial）や優越性試験（superiority trial）とすることが多いが、本文に記載がなく、選択肢eは誤り。

⑤ 深追いしてClinicalTrials.govを見てみると「superiority」の記述がある。

→優越性試験であることがわかる。

Q7の答え a

解析に関する問題です。

①「intent」で検索。

② 見出し「STATISTICAL ANALYSIS」2段落1行目「We included

注19）研究デザイン
優越性試験（superiority）：A薬がB薬よりも効果のある薬であることを検証する試験。
非劣性試験（non-inferiority）：A薬がB薬よりも効果が劣っていないことを検証する試験。劣っていない試験は一見不要な試験にも思えるが、抗がん剤の2nd lineの検証やプラセボより不利益がないことを検証するときに使われる。
同等性試験（equivalence）：A薬がB薬と効果が同等であることを検証する試験。

data……to the intention-to-treat principle.」が見つかる。
→ITT解析であることがわかる。

Q8の答え a、e

主要評価項目に関連する結果の図から読み取る問題です。Figure 2で表された値は、Ratio（比）で表していることから、「1」を中心として見る必要がある。

① Panel Aを見る。
② Primary Outcome（主要評価項目）を示している。
→主要評価項目は、心不全入院だけではないので、選択肢aは誤りで正解。
→ HR 0.74（95％CI 0.65－0.85）と1をまたいでいないことから有意差がついており、ダパグリフロジンが有効であることがわかる。
③ 選択肢b、c、dも同様に各ハザード比の95％CIを見ることで、有意差があるか判断できる。
→いずれも95％CIの最大値が1以下であることから、ダパグリフロジンがプラセボよりも統計学的に有意に減少させることがわかる。よって選択肢b、c、dは正しい。
→図の傾きだけでは統計学的な判断はできないため、選択肢eは誤りとなり正解。

Q9の答え b、e

各評価項目や有害事象の結果に関する問題です。

① Table 2の各評価項目を見る。

② 主要評価項目のNNT（必要治療数）は「1／(21.2-16.3）×100＝20.4」である。

→問題文のNNTは200とあるので選択肢aは誤り。

③ 選択肢b、eは、結果が差で表されているので、「0」を中心に考え、95％CIがない項目はp値で判断する。

→「Change in KCCQ total symptom score at 8 mo」の95％CI（1.11 to1.26）より有意に改善しており、選択肢bは正しい。

→「Discontinuation due to adverse event」のp値は、0.79と有意な差はなく、「Amputation」についてもp値は1.00と有意な差はない。選択肢c、dは誤り。

→「Weight」について、95％CI（−1.11 to −0.62）と負の値を示していることから有意に減少していることがわかり、選択肢eは正しい。

Q10の答え b、c

主要評価項目のサブグループ解析に関する問題です。

①「subgroup」を検索すると、文中とFigure 3に見つかる。

② Figure3のAgeを見ると65歳未満および65歳以上共に、1をまたがず95％CIがダパグリフロジン側にある。

→ダパグリフロジンが有意に頻度を低下させることがわかり、選択肢aは正しい。

③ 一方、NYHA分類（class）のIIIあるいはIVの患者では、HRは0.90（95%CI 0.74-1.09）、心不全の入院歴がない患者では、HRは0.84（95%CI 0.69-1.01）とある。

→ともに統計学的な有意な差がないことが読み取れるので、選択肢b、cは誤り。

→ただし有意差がない結果から「該当する患者には効果がない」と判断してはいけない。

→サブグループ解析は、該当の条件で2群に分けると患者のbase-lineが崩れ、薬剤投与の2群に偏りがあることや計算して求めた必要な患者数に満たない（検出力不足）などで、偶然このような結果になったのかもしれない。

→全体の結果においてダパグリフロジンが有効であり、サブグループ解析はあくまで参考値としておくことが重要。

④ BMI、eGFRの値を見るとHRが1をまたいでいない。

→いずれの場合でもダパグリフロジンが有効であることが読み取れるので、選択肢d、eは正しい。

＜ Step 4 患者への適用 ＞

患者背景を踏まえ、あなたなら情報をどう活用し、どのような行動をするか書き出しましょう（次回の来局を想定して）。

【例：次回来局時の患者への声掛け】

調子はどうですか？　新しいお薬が追加になって、なにか変わったことはありませんか？　あのお薬は心不全のお薬ですので、毎日かかさず飲んでくださいね。体の水分をおしっこで出して、心臓の負担を減らしてくれるんです。心不全に効果があって3割程度、入院が少なくなると言われているんですよ。以前「やっぱり食べちゃう」「階段がつらい」とお話されていましたが、なにかお変わりありましたか？　普段の生活のことも、気になることがあれば相談してくださいね。

※体重減少のお話をしたいところだが、患者のキャラクターによっては痩せるから食べて良いと解釈される方もおられるので、人によって話の仕方を変える必要がある。

患者適用に活用した論文情報の根拠を書き出しておきましょう。

【例】

患者背景

・75歳女性

・BMI 26.67

・心機能低下傾向

・NYHA Ⅱ？

論文情報

Table 1より

・平均年齢66.2歳

・BMI 28.2程度

・NYHA分類Ⅱが約67％

Table 2より

・主要評価項目HR 0.74（95％CI：0.65-0.83）。

・副次評価項目の心不全による入院や緊急受診〔Hospitalization or an urgent visit for heart failure/HR 0.70（95％CI 0.59-0.83）〕。

・体重減少HR −0.87（95％CI −1.11-−0.62）〕。

＜ Step 5 振り返り ＞

Step 1〜4を通して振り返りを行い、やり残したことや次に向けた改善点の抽出をしてみましょう。

【例】

Step 1

会話の中で尿について触れたが、程度については詳しく知らなかったので、PICO立てのときに尿量の変化をアウトカムにしても良かった。心不全は体内に水分が貯留して起こり、そのための薬であることを尿量とセットで説明することができたかもしれない。

Step 2

尿量に関する論文が必要。2型糖尿病患者に対しての報告であるが2,000 mL程度から、6か月後では4,000 mLになるような報告もある[1)]。

Step 3

盲検化に関する情報が不十分と感じるため「ClinicalTrials.

gov」を参照すると四重盲検であることが確認できたため、盲検化に問題はないと判断する。

Step 4

心不全の発生頻度を比較すると3.7％ポイントの差でしかない。3割抑えられるとも読み取れるが、臨床上大きな差ではないような気がする。3割のインパクトは大きいので、説明の仕方に気をつけないといけない。

まとめ

- Baselineをよく見てみると、効果的な患者背景が見えてくる。今回の場合はNYHA IIの患者が良いターゲットになりそう。
- 話をすることで、尿量のような新たな発見も出て、新しいPICOが作れるかもしれない。
- 患者の想いの変化によっても新しいPICOができる。変化に応じて情報の検索・吟味・適用を変えていく必要がある。
- 糖尿病に使われていた薬剤が、心不全に有効であることを示しており、論文を読むことで最新の動向を把握することができる。

参考文献

1) Kawasoe S, et al. Mechanism of the blood pressure-lowering effect of sodium-glucose cotransporter 2 inhibitors in obese patients with type 2 diabetes. BMC Pharmacol Toxicol. 2017; 18: 23. PMID: 28391776.

（上田 昌宏）

コラム
SGLT2
阻害薬

『化学構造から見るSGLT２阻害薬』

DAPA-HF研究は、血糖降下薬として開発されたSGLT２阻害薬であるダパグリフロジンについて、心不全治療薬への可能性を探ったおもしろい研究でした。そこで、本コラムでは、SGLT２阻害薬の構造的な分類、SGLT２/SGLT１選択性と尿中未変化体排泄率から見た視点について紹介します。

筆者の個人的な印象での分類ですが、SGLT２阻害薬は大きく分けて、①チオフェン含有型、②塩素含有型、③糖構造変換型、の３つに分類できます（図3-6）。

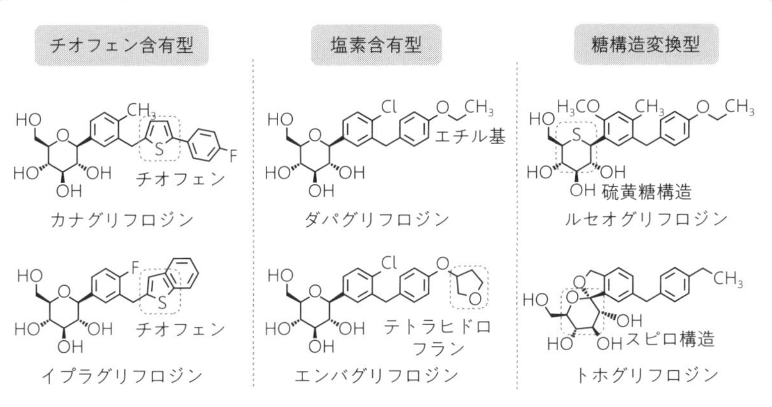

図3-6　6種類のSGLT2阻害薬の構造的分類

表3-1に、SGLT２/SGLT１選択性と尿中未変化体排泄率を示します。SGLT２/SGLT１選択性に着目すると、チオフェン含有系の選択性が低く、糖構造変換型が高い傾向にあります。ただし、SGLT２選択性が低い点はデメリットとは限りません。しかし、SGLT１は腸管にも発現しており、腸管と尿細管における２か所のSGLT１を阻害することで、グルコースの吸収を両方で抑制する効果が期待でき

ます[1]。実際、選択性が200倍と低いソタグリフロジンが2023年5月26日にFDAに承認されました[2]。

また、SGLT2阻害薬は尿細管側からSGLT2を抑制すると推定されています。この視点から考えると「尿中未変化体が多いほうが高い効果が得られるのではないか」という仮説ができます。例えば、塩素含有型の尿中未変化体排泄率は、エンパグリフロジンが22%、ダパグリフロジンが<2%となっています。基礎薬学の視点では、エンパグリフロジンのほうが効果を期待できそうです。しかし、両者を比較した研究はないので、結論を出すことはできませんが、一度、エンパグリフロジンの臨床試験論文を評価してみてはいかがでしょうか[3,4]。

表3-1　各SGLT2阻害薬のパラメーター

SGLT2阻害薬	SGLT2/SGLT1選択性	尿中未変化体排泄率
カナグリフロジン	290倍	<1%
イプラグリフロジン	860倍	2%
ダパグリフロジン	610倍	<2%
エンパグリフロジン	1,100倍	22%
ルセオグリフロジン	1,600倍	5%
トホグリフロジン	2,900倍	25%

参考文献

1) Rieg T, et al. Development of SGLT1 and SGLT2 inhibitors. Diabetologia. 2018; 61: 2079–2086. PMID: 30132033.
2) Bhatt DL, et al. SOLOIST-WHF Trial Investigators. Sotagliflozin in Patients with Diabetes and Recent Worsening Heart Failure. N Engl J Med. 2021; 384: 117-128. PMID: 33200892.
3) Zinman B, et al. EMPA-REG OUTCOME Investigators: Empagliflozin, Cardiovascular Outcomes, and Mortality in Type 2 Diabetes. N Engl J Med. 2015; 373: 2117-2128. PMID: 26378978
4) Packer M, et al. Cardiovascular and Renal Outcomes with Empagliflozin in Heart Failure. N Engl J Med. 2020; 383: 1413-1424. PMID: 32865377.

（清水 忠）

第4章

システマティックレビュー（SR）とは

～世の中の研究をまとめた研究手法を学んで
治療効果の平均値を知ろう～

システマティックレビューを知る

システマティックレビュー（Systematic Review：SR）は、ある臨床疑問（Clinical Question：CQ）に関して世の中にある研究を網羅的に検索し、集めた研究を評価し、まとめることを言います。RCTと異なり、対象が患者ではなく「研究（論文）」です。さらに、集めた研究結果を量的にまとめることを「**メタアナリシス**」(Meta-Analysis：MA）と言い、 2つを組み合わせた研究を「システマティックレビュー（系統的レビュー）&メタアナリシス（メタ解析）（SR & MA)」と表記されます。臨床でのSR & MAは、筆者が主張したい結果のみを示した研究を集めるような恣意的な検索ではなく、あらゆるデータを隈なく探し、見つかった研究結果を統合して活用します。

この研究手法は、「エビデンスピラミッド」と呼ばれるものでは上位に位置し、質の高い研究と言われていました（図4-1）[1)]。

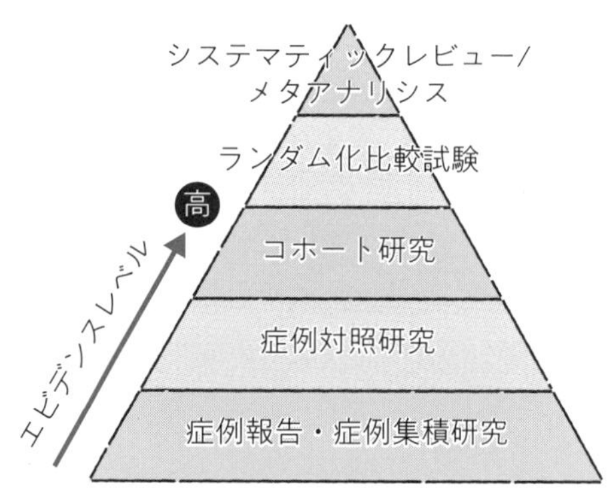

図4-1　エビデンスピラミッド（SRが切り離される前）
(Murad MH, et al. New evidence pyramid. Evid Based Med. 2016; 21: 125-127. PMID: 27339128より作成)

かつてSRに含まれる研究が何であれ、「とりあえずSRしておけば、エビデンスレベルが高い」と言われていた時期がありました。次第に

SRはピラミッドから切り離され、それぞれのエビデンスは中身によって質が判断されるようになりました。なお図4-2[1]で、研究タイプの境目が波打っているのは、研究タイプによって必ずしも順位が決まるわけではないことを表しています。

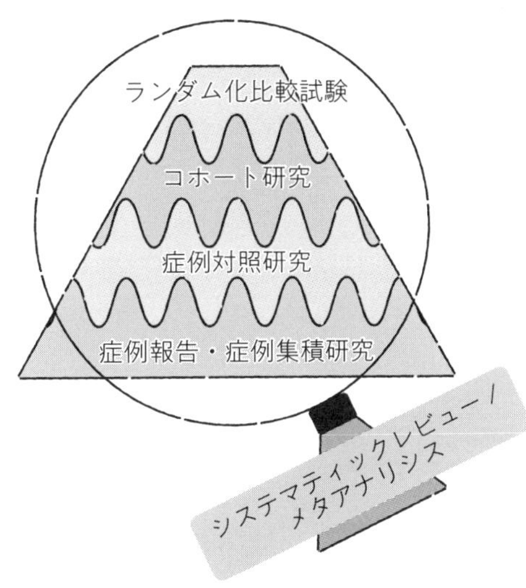

図4-2　エビデンスピラミッド（SRが切り離された後）
（Murad MH, et al. New evidence pyramid. Evid Based Med. 2016; 21: 125-127. PMID: 27339128より作成）

ベースとしてはRCTが最上位に位置しますが、質が悪かった場合、次のコホート研究の質が良ければ「RCT＜コホート研究」になることもあります。SRは、それぞれのエビデンスを虫メガネのように覗きこみ、研究全体を俯瞰し、中身を浮かび上がらせます。そのためテーマに対する研究のカタログという見方もできます。SRが常に質の高い研究ではなく、内容の質の良し悪しによってSRの質も変わります。エビデンスの良し悪しの評価を行い、臨床に活かすことがとても大切です。

システマティックレビュー&メタアナリシスの基本構造

図4-3に示したように、SRはあるテーマに対して「集める」「評価する」、そしてMAである「結果の統合」を行います。

①情報検索
②研究の評価
③結果の統合
Search
CHECK

図4-3　SR&MAの手順

①あるテーマに関する研究を網羅的に検索。PubMedやEMBASEなどのあらゆる検索エンジンを使い、隈なく探すことが理想。
②複数の担当者が集めた研究の批判的吟味を基準に沿って行い、個別に評価した質の高い研究を選ぶ。
③選んだ研究を統計学的な手法を用いて、データを統合する。

なぜシステマティックレビュー&メタアナリシスが重要なのか

これまでの章ではRCTを1本ずつ読み進めてきました。しかし、疑ってかかるような見方をするならば、1本の論文だけで、効果のある・なしを決定しても良いのでしょうか。その結果が偶然かもしれません。そういった場合、類似の研究を集め同様の結果であることを確認することで、示された結果が偶然ではないと判断でき、患者の支援に自信を持つことができます。

しかし、一人で多くの研究を探すのは大変です。SR&MAは、情報がまとまっており、情報を早く簡単に入手可能であるため、SR & MAを活用することで、効率良く情報を得ることができます。

図4-4に、過去の研究で心筋梗塞に対するある薬剤の効果を明らかにしたMAを例示します。この図は「**フォレストプロット**」と呼ばれ、左の図は各研究結果、右の図は研究結果を統合したものになります。

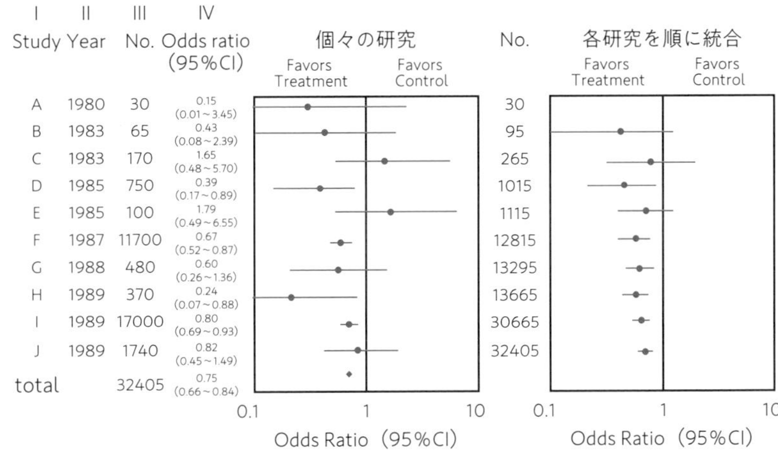

図4-4 フォレストプロットのイメージ

左図のように情報をバラバラに見ると、効果のある研究・ない研究が入り混じっていてよくわかりません。一方、右図は各研究結果を足していった（統合した）もので、1985年の時点で統計学的な差があることがわかります。結果を統合することで、薬剤効果の平均値のような解釈をすることができます。ただし、統合することは患者数が増えていくことなので、結果のばらつきが少なくなり、統計学的な有意差がつきやすいことに留意が必要です。一つ一つの研究を大切にしたいですね。結果論にはなりますが、早期にMAを行うことで、不必要にプラセボを投与された患者を減らせられたかもしれません。

なお、図4-4のⅠは研究名、Ⅱは公表年数、Ⅲは患者数、Ⅳは研究結果を示します。これをカタログのような使い方をすることで、キーワードを入れて漠然と論文を探す必要がなくなり、SRに含まれる研究結果から興味を引く論文を読むことができます。例えば、1985年の研究で初めて有意な差がついた研究を読んでみてもいいですね。

RCTと同様に、SRだから質が高いと信頼して良いわけではありません。基本構造の各ポイントを一つずつ丁寧に見ていき、研究者の都合の良い研究となっていないか確認する必要があります（図4-5）。

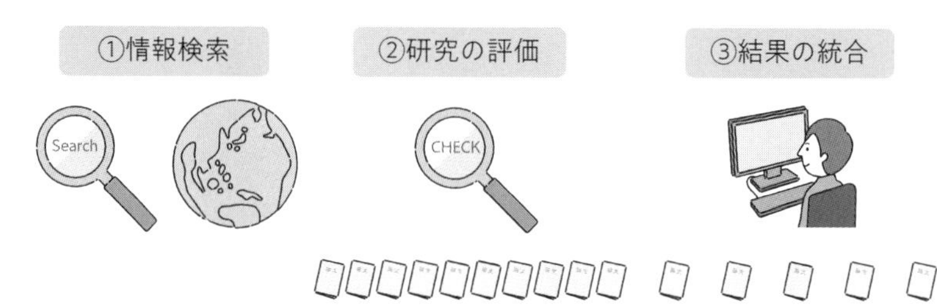

①情報検索
②研究の評価
③結果の統合
Search
CHECK

図4-5　SR&MAの確認ポイント
①各年代、世界中の研究（発表・未発表に限らず）を探し、網羅的な検索が行われているか。
②複数の研究者が研究を抽出し、基準に則った評価を行い、研究者にとって都合の良い研究を選んでいないか。
③研究結果の統合が適切な方法であったか。

このように検索漏れによって結果に影響を与えていないか、研究者の都合の良い結果が得られるようにSR＆MAが行われていないか確認していくことが大切です。

どうやってシステマティックレビュー&メタアナリシスを吟味していくのか

RCTと同様に、全文を読むのではなく要点を押さえていくことが大事です。翻訳サイトやファイル内の検索機能を活用して読んでみてください。

SRについても以下のチェックシートを用いて、読んでいきましょう。必要なキーワードやポイントを記していますので、参考にしながら論文を確認していきます。最終的には医療に活用していくためにSRを読むのですが、RCTと違いPICOが大雑把に書かれていることに留意する必要があります。RCTはPICOが細かく設定されているものが多いですが、SRは患者条件や介入条件が限定的ではなく広い範囲となります。さらに統合された結果から、その治療効果の平均値はわかりますが、個々の患者に当てはめて良いのかは疑問視しましょう。個々の研究を読んでみて、その患者の条件と合致・類似するかを確認してから活用すべきです。適用するときは、個々の研究に戻るクセはつけておいたほうが良いですね。

<1 システマティックレビュー&メタアナリシスの使い道 >

質の高いSR＆MAは、世界中の研究を探して吟味して解析することでした。つまり、ある治療法のSR＆MAを読めば、効果の**平均値**を知ることができます。大雑把に勉強するにはとても役に立ちます。しかし、示された結果をそのまま使う前に、いくつかMAに採択された研究を読んでみる必要があります。その理由は、SR＆MAは研究を大雑把に統合している場合があるからです。第3章を振り返ってみると、それぞれの研究で患者背景・薬剤・観察期間といった研究条件が異なりました。SR＆MAは、条件を広く設定して行います。例えば、SR＆MAのテーマを「高血圧患者への降圧薬」の治療効果とすると、高血圧かつ腎臓が悪い患者の研究と、高血圧かつ糖尿病患者が含まれる研究は、同じ高血圧患者として扱われます。また、ACE阻害薬の研究とARBの研究では、薬剤を投与している研究として、同じ扱いになることもあります。このように研究で条件が違うものを同じと扱ってMAし結果を算出していることもありますので、含まれた研究を読んでいく必要があるのです。

もし自分で臨床研究を行いたい人がいたら、SRの論文を別の角度から見ることができます。SRで採択された研究が少ない場合、そのテーマの研究があまり活発ではない領域なのかもしれません。新たなエビデンスを創出するチャンスとして、研究テーマにするのも一つの考え方になりますね。

＜ 2 システマティックレビュー・チェックシート ＞

Step 3 の情報の批判的吟味として、得られた情報が信頼できるか確認していきましょう。どういったテーマの論文が、どういう方法で集められているかを確認します。

※金芳堂本書サイトより、以下のチェックシートがダウンロードできます。ご活用ください。

● 論文の作られ方、研究のデザインを確認する

ポイント①：論文のPICOは？

RCTと同様に、臨床場面から問題解決のキーとなる用語を取り出すために、論文内の“PICO”を抽出します。SRはRCTと異なり、細かな条件を設定することは多くありません。SRの場合、outcomeをprimaryやsecondaryといった表記がないこともあります。

確認点1：この研究論文の対象患者（patient, participant）はどのような患者か？

確認点 2：この研究論文における介入（**intervention**）は何か？

確認点 3：この研究論文における（**comparison**）比較対照は何か？

確認点 4：この研究論文の評価項目（**outcome**）は何か？

確認点 5：この研究論文の安全性評価項目（**safety,adverse**）は何か？

ポイント②：該当する研究を網羅的に集めようとしたか？

論文の著者がレビューを作成する際、どれだけの研究を、どういった手法で収集したかを確認しています。文献情報データベースや使用された言語に制限を設けず、未公表データを含む世界中の研究を隈なく探し、研究を漏れなく集めることが大切です。しかし同じ研究を採用した場合、重複した結果を用いることで、統合した結果を多く見積もってしまいます。重複する論文を除外しておくことが理想です。

確認点1：検索に使った文献情報データベースはどれか？
（キーワード：**database, search**）
□MEDLINE　□EMBASE　□CENTRAL　□Google scholar
□CINAHL　□Clinical Trials.gov　□medRxiv
□その他（　　　　　　　　　　　）

※アドバイス：データベースごとに収納されている論文が異なるので、複数のデータベースを使用していることが望ましい。Clinical Trials.govのような臨床研究を始める前に研究内容を登録しておくデータベースを探すことで、未発表の研究を見つけることができる。

確認点2：このレビューはどういった単語で、いつの研究が検索されたか？（**search, strategies**）
検索単語：
検索期間：

※アドバイス：PICOに合う条件が設定されているか確認しよう。

確認点3：どのような研究手法を検索したか？
（**randomized, RCT, review, cohort, studies, report, case**）
□ランダム化比較試験（RCT）
□システマティックレビュー（SR）
□観察研究（□コホート研究　□症例対照研究）
□その他（　　　　　　　）

※アドバイス：研究テーマに適した研究タイプを選択していることが大切。

確認点4：検索された言語は何か？
（**language, restriction, english**）
□言語制限なし　□英語　□日本語
□その他（　　　　　　　）□不明

※アドバイス：英語のみ、日本語のみといった特定の言語で検索をするのではなく、あらゆる言語で検索されているかを確認する。No languageと記載があれば、言語の制限はない。

確認点5：それぞれの論文の参考文献まで調べられているか？
(**reference, screen**)

□はい　□いいえ　□不明

※アドバイス：データベースに収載されていないものが、参考文献に含まれているかもしれない。

確認点6：それぞれの論文の著者に連絡を取ったか？
(**author, researcher, contact**)

□はい　□いいえ　□不明

※アドバイス：論文に載っていないデータが世の中に存在することもある。著者に問い合わせて、入手することが理想である。

確認点7：出版されていない研究も探したか？
(**publish, clinical**)

□はい（プレプリント、学会報告や未発表データ）　□いいえ
□不明

※アドバイス：すべての研究が出版されるわけではなく、効果がなかったものや、価値の低い研究は出版されないこともある。

確認点8：同じ研究が複数報告されているか？　複数あった場合、それらは排除されているか？
(**duplicate**)

□はい（排除されている）　□はい（排除されていない）
□複数報告なし　□不明

※アドバイス：重複報告があると、結果が偏る原因になってしまう。

ポイント③：研究は網羅的に集められたか？

検索で得られた研究の量や質に偏りがないかを確認します。実際に研究を漏れなく集められているかを見ていきます。

確認点 1：出版バイアスはどのように検討されているか？
（**publication, funnel, egger, begg**）

□ファンネルプロット（注 1）　□Egger's test（注 2）
□Begg's test（注 3）　□検討されていない
□その他（　　　）　□ 不明

注1）ファンネルプロット：横軸に研究の治療効果を、縦軸に各研究の参加者数（分散SEの場合もある）を、研究ごとに2次元でプロットして得られた図。図4-6の左図のように各研究結果が左右バランス良く見つかり、ピラミッド型を示すのが理想である。しかし効果が小さい、あるいはネガティブな研究は発表されにくい傾向にあるため、右図のように白抜きの○に位置する研究は見つからず空白になる。これを「出版バイアスが存在する」と言い、ネガティブな研究が解析に組み込まれないことから、治療効果が大きく見積もられている可能性があることに留意しなければならない。
注2・3）Egger's test、Begg's test：出版バイアスを検出する解析手法。検定により統計学的な有意でないことがわかれば、出版バイアスがないことを意味する。これは見つかった研究をプロットした場合、仮説である「左右が対象でない」を棄却するため、「左右対称である」ことになる。

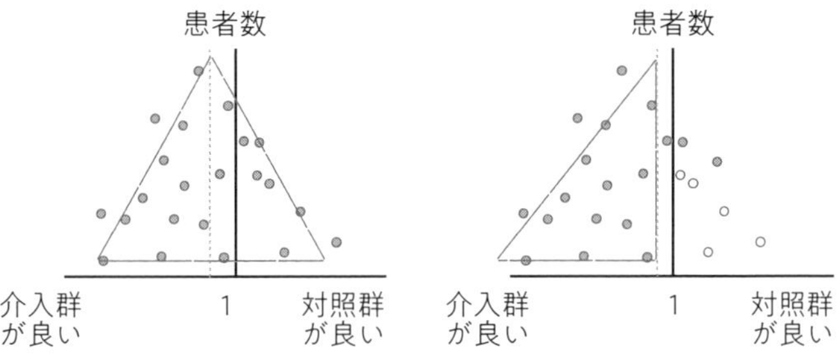

図 4-6　ファンネルプロット

確認点2：出版バイアスはあるか？

□あり　□なし　□研究数が９以下で検討できない

ポイント④：集めた研究の選択や評価を何人で行い、どういった基準で評価したか？

収集された研究を一人で評価することは思い込みなどによる偏った解釈をする場合があり、**バイアス**が生じることがあります。そのため複数人で行い、評価基準を決めて行うことが望ましいです。集まった研究の評価者・方法・バイアス・統合方法を確認します。

確認点1：集められた研究の選択や評価は、何人で行われたか？（**reviewer, collect, select, independent**）

□三人以上（共同or独立）　□二人（共同or独立）

□一人　□その他（　　　）　□不明

確認点2：複数人での評価の意見が異なった場合、どういった手段で解決しているか？（**consensus, disagree**）

□話し合いで合意形成している　□第三者が介入している

□両者の評価を記載している

□合意形成せず一人の評価を記載している　□不明

確認点3：明確な基準を持って質の評価をしているか？（**check, bias, score, assessment**）

□Cochrane risk of bias tool（RoB）（注４）

□Jadad Score　□Newcastle-Ottawa Scale (NOS)

□The ROBINS-E/I tool (Risk Of Bias In Non-randomized Studies of Exposures/Interventions)

□その他（　　　　　　　　　　）

□評価していない　　□不明

確認点 4：評価後、最終的にどういった研究が残りそれは何件か？

RCT　　件、コホート研究　　件、症例対照研究　　件、

診断研究　　件、その他　　　　件

確認点 5：検討されたバイアスは結果に影響しそうか？

□はい　　　□いいえ　　　□不明

「はい」や「不明」の場合の理由：

注4）Risk of bias：RCTの内的妥当性を評価するときに用い、評価項目はRCTを読んでいく上で重要な項目と類似の構成になっている。ランダム化・隠ぺい化・盲検化されているか、その他（利益相反など）を評価しており、図4-7のように各項目が明るい橙色・灰色・暗い橙色と示されている。これらの色によって、各種条件を満たしているか判断することができる。明るい橙色は条件を満たす、灰色は条件を満たしているか不明、暗い橙色は条件を満たしていない、となる。注意点としては、図は視覚的にわかりやすい目的で色分けされており、量化することに意味はなく、研究が各条件によってどのような影響を受けているか考える必要がある。

Risk of bias の項目

研究名	ランダム割付の方法	割付の隠ぺい化	参加者と医療者の盲検化	アウトカム評価者の盲検化	不完全なアウトカムデータ	選択されたアウトカムの報告	その他のバイアスの評価
Ueda 2019	●	?	●	●	●	●	●
Shimizu 2015	●	?	?	?	?	?	?
Takagaki 2013	●	●	●	●	●	●	●

図 4-7　Risk of bias

ポイント⑤：研究の統合方法や異質性の検討方法を確認する

集めた研究結果を統合する方法やその方法が適切であったかを確認します。また、**異質性**についても確認し、集めた研究間のばらつきを検討しているかをみていきます。

確認点1：これらの研究は統合されているか？
（**fix, random, model**）

□はい（Fixed effect model）（注5）
□はい（Random effect model）（注6）
□はい（その他：　　　　　　　　）
□はい（統合方法は不明）
□いいえ

確認点2：異質性（注7）は検討されているか？
（**heterogeneity**）

□Cochran's Q test（Chi^2 検定）　□I^2 統計量　□不明　□その他

注5）Fixed effect model：各研究はばらつかないと仮定した解析方法であり、算出される信頼区間は小さくなりやすく、統計学的に有意差が出やすい傾向にある。
注6）Random effcet model：各研究はばらついていると仮定した解析方法であり、信頼区間は幅広くなりやすく統計学的有意差が出にくい傾向にある。なお各研究はばらつくことが多く、一般的にRandom effcet modelが用いられる。
注7）異質性：各研究間のばらつきを表す。I^{2}統計量は0～100%の値の間を取る。以下で示した値は書籍や論文によって、示されている数字が異なることがあるが、本書では、25%以下では異質性が低く、25～50%は中程度、50～75%は高く、75～100%はとても高い、と評価する。数値の大きさを見て、異質性の程度の大きさを判断することが大切。「解釈したときにばらつきがあるが、この研究を含めて統合して良いのか?」といった感性を養っていく必要がある。ばらつきがある場合、各研究の患者背景に差があれば、サブグループ解析としてメタ解析をし直す。他にも、研究の質（risk of biasなど）がばらついていることが原因で、値が外れていれば、その研究を除いて解析し直すことを「感度分析」と言う。

ポイント⑥：研究結果を確認する

結果は、ファンネルプロットとして示されていることが多いです。RCTと同様に、結果が「比」または「差」で表されているかを確認します。基準値の「1」または「0」を中心に95％信頼区間を見ていきます。SRでは、異質性の値も確認する必要があります。研究間のばらつきが大きい場合、結果の信頼性が低くなります。

確認点1：各Outcomeの結果の効果推定値は？　異質性はあるか？
〔例：心血管死、RR0.70（0.6-0.8）、p値：0.02、異質性：I^2＝30％、介入群が有意〕

項目①：　　　　　　　　数値（95％CI）：　　　　　　　　p値：

異質性：

□介入群が有意　□対照群が有意　□両群に有意差はない

項目②：　　　　　　　　数値（95％CI）：　　　　　　　　p値：

異質性：

□介入群が有意　□対照群が有意　□両群に有意差はない

項目③：　　　　　　　　数値（95％CI）：　　　　　　　　p値：

異質性：

□介入群が有意　□対照群が有意　□両群に有意差はない

項目④：　　　　　　　　数値（95％CI）：　　　　　　　　p値：

異質性：

□介入群が有意　□対照群が有意　□両群に有意差はない

参考文献

1) Murad MH, et al. New evidence pyramid. Evid Based Med. 2016; 21: 125-127. PMID: 27339128.

（上田 昌宏）

第5章

EBMトレーニング②
～SR～

第３章のようにEBMの５Stepsを仮想体験しましょう。本章では、各研究をまとめているSRを扱います。

第３章と同様に、仮想症例シナリオから問題点を抽出し（Step 1)、最も解決したいPICOについて検索します（Step 2）。指定された論文を批判的吟味し（Step 3）、患者への適用を考えます（Step 4）。最後に一連の流れの振り返りをします（Step 5）。SRの批判的吟味は、RCTと違うポイントを吟味しないといけませんが、要領はRCTを読むときと同じです。キーワード検索から必要事項を読み取り、内的妥当性を評価した上で図表から結果を読み取り解釈する流れです。

※本文中に記載の論文の行数は、原著の行数になります。

トレーニング 5日目

＜ 仮想症例シナリオ ＞

Eさん（高齢の男性）は、迷っていた。家族の血圧計があったので、ある日測定してみると「160／90 mmHg」だった。冗談半分で家族と血圧を測って、いざ数値が出ると周りの態度が一変した。高血圧で10年来通院している妻よりも血圧が高い。

「お医者さんに行かないとダメ！」

妻と娘が本気で勧めてくるものだから、腹が立って天の邪鬼になって、それからは血圧を測るのは止めた。もちろん医者になんて絶対に行かない。でも心配である。

近所の友だちからは「私、血圧の薬は飲んでいるわよ。別に何にもないわよ」と言われたり、「飲んだらダメ！　止められなくなるから！　医者と薬局に通わせるための陰謀だ！」と言われたりしている。

体調は良くて、毎日のご飯は美味しい。今日もデイサービスのリハビリ（本人は「ジム」と言う）に行ったら、血圧は「150／85 mmHg」だった。よく話している職員さんが血圧を見て、

「Eさん、血圧高すぎるよ！　これ以上、上がったら、トレーニングできないよ！　お薬出してもらって下げてね！」

と言った。確かに、今までももう少し高い値が出てリハビリができないこともあった。

リハビリは好きなので、Eさんはいよいよ観念して近所のクリニックに行った。クリニックでは血圧を測定し、採血で何本もガラス筒に血液を採られ、ホルモンやコレステロール、糖尿病などを調べられた。そして、薬の処方せんを渡された。

「やれやれ……。」

Eさんは、スッキリしないままクリニックを出て、薬局に向かった。

「医者なんて血圧を見て、ちょいちょいとあちこちを軽く触って終わりだ。納得なんて、いかないな……。」

薬局に処方せんを持っていくと、薬剤師さんは孫のような若者だった。明るく話してくれるので、つい血圧の愚痴を言ってしまった。薬剤師さんは「うんうん」といろいろと話を聞いてくれた。おもしろくもない冗談も交えながら……。Eさんは、つい笑ってしまった。その後、薬を持って帰路についた。どういうわけか、クリニックを出た後と違って、何かスッキリした気持ちだった。

「仕方がないから、薬を飲もう」「血圧が下がったら、ジムでトレーニングをするんだ」「薬局にも行きたいから、クリニックにも、ときどき行ってやろう」、そう思うEさんであった。

では、この患者さんのPICOを立ててみましょう。

（髙垣 伸匡）

< Step1 臨床問題の定式化 >

シナリオの患者が抱える問題をPICO形式で整理します。なんでもOKですので、いっぱい考えて書き出しましょう。

P（患者の情報）

I（介入）	C（比較）	O（結果）

以下の【例】は筆者の考えたものになります。

【例】

P（患者の情報）
男性（年齢不詳だが、孫がいる） 奥様と娘、孫がいる ご飯が美味しい 天の邪鬼の性格からか、血圧が高いと叱られるので、血圧を測るのを止めている でも、血圧高いのは気になっている。→来局後に前向きに？ 自宅での血圧 160/90 mmHg、150/85 mmHg トレーニングが好き ジムでは治療に関して納得がいっていないが、薬剤師に話をして納得がいった？

I（介入）	C（比較）	O（結果）
①降圧薬を飲む ・Ca 拮抗薬 ・ARB ・ACE 阻害薬 ・α遮断薬 ②トレーニング継続 ③毎日血圧を測定する ④食事を見直す ⑤自分のことを聞いてくれる話し相手を作る	①降圧薬を飲まない ②トレーニングを止める ③血圧を測らない ④⑤ 今のまま	血圧 死亡 トレーニングの継続 QOL 家族に怒られない アドヒアランス コンプライアンス

＜Step2 問題解決のための情報検索＞

問題解決の参考となる情報を検索しましょう。まず、**Step 1**で立てたPICOから解決したいPICOを選びます。それをキーワードとして実際に検索してみましょう。

PICOから抽出した重要なキーワード

検索単語

検索結果より、気になる論文をピックアップします。

気になった論文（PMIDだけを記載するのでもOKです）

5日目のトレーニングは血圧です。ここでは血圧測定する意義を検討したような研究を探しましょう。RCTを検索するのも良いですが、この章ではSRを探してみましょう。SRは各研究をまとめたもので、RCTと比べ件数が少ないことがわかります。

では、お題論文は、下記の通りです。家庭での血圧測定のスケジュールや方法について検証している論文です。血圧測定に関する論文も、いろいろあることがわかりますね。

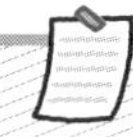

【お題論文】PMID：28926573

Self-monitoring of blood pressure in hypertension: A systematic review and individual patient data meta-analysis. PLoS Med. 2017；14：e1002389

以下の【例】は筆者の考えたものになります。

【例】

キーワード

高血圧（hypertension）、血圧測定（blood pressure measurement）　など

検索単語

hypertension, blood pressure measurement　など

気になった論文

①高血圧患者に対する、自宅での血圧管理方法に関する介入の違い

Interventions used to improve control of blood pressure in patients with hypertension.　Cochrane Database Syst Rev. 2010；(3)：CD005182. PMID: 20238338

②自己の血圧測定に関するスケジュール日数の違い

Schedules for Self-monitoring Blood Pressure: A Systematic Review. Am J Hypertens. 2019；32：350-364. PMID: 30668627

③高血圧患者に対して、血圧を自己測定することの効果
Self-measured blood pressure monitoring in the management of hypertension: a systematic review and meta-analysis. Ann Intern Med. 2013 ; 159 : 185 -194 . PMID: 23922064

④高血圧患者に対する運動の降圧効果を調べた研究
Exercise Reduces Ambulatory Blood Pressure in Patients With Hypertension: A Systematic Review and Meta-Analysis of Randomized Controlled Trials. J Am Heart Assoc. 2020 ; 9 : e018487 . Epub 2020 Dec 5 . PMID: 33280503

⑤食事療法（DASHダイエット）の血圧への影響
Influence of Dietary Approaches to Stop Hypertension (DASH) diet on blood pressure: a systematic review and meta-analysis on randomized controlled trials. Nutr Metab Cardiovasc Dis. 2014 ; 24 : 1253 -1261 . PMID: 25149893

今回行った筆者の検索の流れは、以下の通りです。

Step 1のPICO③から、高血圧患者（P）に血圧測定（I）を勧めることは、勧めない（C）場合に比べて、血圧変動はどうなるのか（O）として、キーワードを設定しました。

そしてSRのフィルターをかけて検索すると、300件程度の論文がヒットしました。その中で、自宅での血圧測定に関係する論文を見ていきます。家庭での血圧管理を改善する取り組みを検証している論文が見つかりました（気になった論文①）。

他にも自己血圧測定のスケジュール（測定日数）に関する論文が見つかりました。毎日測定が難しい方にとって、小さな目標を定めて数日間でも測定することは意味のあることかもしれません（気になった論文②）。

また、今回のお題論文に似たタイトルで少し古い研究も見つかります。比べて読んでみてもおもしろいでしょう（気になった論文③）。そしてPICO②では運動にも触れているので、運動に目を向けると一致しそうな研究が見つかりました（気になった論文④）。また、PICO④の食事に関する研究もありました（気になった論文⑤）。

血圧降下に関する研究はとても多いです。SRでそれぞれの治療や取り組みに関する平均的な効果を知るだけでなく、SRに含まれる個々の研究を読んでおきましょう。読んだ論文が患者さんのPICOと一致しているか、内的妥当性は十分かを検討した後に、患者さんに論文を活用していきたいですね。

＜ Step 3 情報の批判的吟味 ＞

得られた情報が信頼できるか確認していきましょう。第4章の「2. システマティックレビュー・チェックシート」（→p.150）を使って論文を読んでください。

※金芳堂本書サイトより、チェックシートがダウンロードできます。ご活用ください。また、本論文の回答例も確認できます。

● お題論文に関する問題演習

論文とチェックシートを使って、以下の問題で力試し。

Q1 収集された研究の対象患者（P）、介入群（I）、対照群（C）、転帰（O）ついて、誤っているものを1つ選べ。

a. 外来の高血圧患者を対象としている。
b. 介入群は自己での血圧測定の管理を行っている。
c. 対照群は何も行っていない。
d. 評価項目は収縮期血圧や拡張期血圧、血圧コントロールの達成度である。

Q2 研究の検索方法についての以下の記述のうち、正しいものを2つ選べ。

a. Webでの検索では3種類の文献情報データベースを検索している。
b. Webでの検索では英語で書かれた情報のみを検索している。
c. プレプリントを検索している。
d. 各論文の著者に連絡して研究結果に関する情報を集めている。

Q3 **出版バイアスに関する以下の記述のうち、正しいものを1つ選べ。**

a. ファンネルプロット縦軸ラベル（SE）が小さい箇所にプロットされた研究は、サンプル数が少ない研究である。

b. ファンネルプロットの横軸は各論文のサンプル数に相当する数字である。

c. ファンネルプロットを用いて出版バイアスを確認していない。

d. Egger's testを用いて出版バイアスを確認している。

Q4 **本研究で収集した研究の選択・評価に関する以下の記述のうち、誤っているものを1つ選べ。**

a. 2人の評価者が独立して各研究を評価している。

b. 2人の評価者の意見が一致しない場合は、3人目の評価者が判断している。

c. 論文の選択基準として、ランダム化試験を条件としている。

d. 論文の質の評価は、Cochraneのツールを用いている。

Q5 **データの統合に関する以下の記述のうち、誤っているものを1つ選べ。**

a. 異質性の検討として、I^2統計量を算出している。

b. 感度分析が行われている。

c. Figure 1において、webや電話によるフィードバックがある自己管理に関して統合した結果は異質性が存在すると判断できない。

d. Figure 1において、すべての項目を統合した結果は異質性が存在すると判断できる。

Q6 **Figure 1・2の結果に関する以下の記述のうち、誤っているものを2つ選べ。**

a. 結果はリスク比で示されている。

b. 収縮期血圧について、webや電話によるフィードバックや教育をした自己管理について統合した結果から、介入群が有意に低下することがわかる。

c. 収縮期血圧について、すべての項目に関して統合した結果から、介入群が有意に低下することがわかる。

d. 拡張期血圧に関する個々の研究結果において、いずれの研究でも介入群が有意に血圧を低下させている。

Q7 **Figure 6・7のサブグループ解析の結果に関する以下の記述のうち、正しいものを1つ選べ。**

a. 収縮期血圧について、介入群は対照群に比べて、年齢に関係なく有意に低下する。

b. 心筋梗塞の既往がある患者について、介入群は対照群に比べて、収縮期血圧が有意に低下する。

c. 収縮期血圧について、介入群は対照群に比べて、糖尿病の有無に関係なく有意に低下する。

d. 拡張期血圧について、元の収縮期血圧が高ければ高い患者ほど、介入群は対照群に比べて、有意に低下する。

問題演習の答えと解説

Q1の答え c

PICOに関する問題です。

①「patient」で検索する。

② 無数に見つかるが「method」を示す項目であるp.4の「Materials and methods」の項目から見ていく。

③ 見出し「Study selection」と本研究の選択についての記述がある。

④ 3行目に「patients with hypertension being managed as outpatients ……」とある。

→外来の高血圧患者であることがわかる。

→選択肢aは正しい。

⑤ 次に「I/C」を探すため「intervention」で検索。

⑥ outpatientsのすぐ後ろに見つかる。

⑦「using an intervention that included self-measurement of BP.」とある。

→自分で血圧を測定していることがわかる。

→選択肢bは正しい。

⑧ 比較について「comparison」では見つからず「compare」で検索する。

⑨ Abstractの「Methods and findings」の9行目に「compared to usual care」ある。

→通常ケアであることが読み取れる。

→選択肢cは誤りとなり正解。

⑩「O」を探すため「outcome」で検索。

⑪ 見出し「Study selection」の終わりから3行目に「Relevant outcomes were ……BP control.」とある。

→収縮や拡張期血圧、血圧コントロールの達成度を設定している。

→選択肢dは正しい。

Q2の答え a、d

研究がどのように集められたか確認する問題です。

①「search」で検索すると、見出し「Data sources and searches」が見つかる。

②「Medline, Embase, and the Cochrane Library were searched……」とある。

→米国国立医学図書館が運営する『MEDLINE』、ELSEVIERが運営する『Embase』、コクラン共同計画が運営しているレジストリーの『Cochrane Library』の3つを用いていることがわかる。

→選択肢aは正しい。

③ 検索言語（注1）については「language」や「english」で検索しても見つからない。

→検索言語は不明のため、選択肢bは誤り。

④ プレプリント（査読前論文）（注2）に関する記述は見当たらない。

→選択肢cは誤り。

⑤ 著者（author）を探すと、見出し「Data extraction and quality assessment」の終わりから4行目に「Any apparent inconsistencies were checked with the original trial authors.」とある。

→内容に矛盾がある場合、著者に連絡していることがわかる。

注1）検索言語：世界中の研究を集めるためには言語の制限がないほうが良い。そのため言語制限のないことを意味する「no language」で検索していれば網羅的に探していると言える。
注2）プレプリント：査読を通過する前の論文のため、玉石混在である。査読には時間がかかるため、速報性をもってプレプリントリポジトリに公開することができる。

→選択肢dは正しい。

Q3の答え d

出版バイアスに関する問題です。

① Publication biasは「ファンネルプロット」、あるいは「Egger's test」や「Begg's test」の値を見て判断することが可能。

② 「publication」と検索すると、見出し「Data synthesis and analysis」の4段落目後ろから2行目に「Egger's test for funnel plot asymmetry ……publication bias (S21 Fig).」とある。

→出版バイアスについて、「ファンネルプロットの対象性をEgger's test」で検証していることがわかる。

→選択肢dは正しい。

→ファンネルプロットはS21で確認できるため、選択肢cは誤り。

③ ファンネルプロットの縦軸ラベルがサンプル数であれば、大きいほどサンプル数が多い。縦軸ラベルが標準偏差であれば、その値が小さければ、サンプル数が多い研究である。横軸は、研究結果の値に相当する数字。

→選択肢a、bは誤り。

Q4の答え b

収集した論文を研究者がどのように選択・評価したか確認する問題です。

収集した論文の選択・評価に関する内容は「Study selection」や「Data extraction and quality assessment」に記載されていることが多い。これらの評価をどのように行っているか確認する。

①「reviewer（評価者）」で検索すると、見出し「Study selection」の1行目に「Two reviewers (RM and KT) independently assessed ……disagreements were resolved by discussion.」とある。

→2人の評価者が独立して、論文を組み入れているのがわかる。

→2人の意見が一致しない場合、討議によって解決している（注3）。

→選択肢aは正しく、bは誤り。

② その後に「Randomized trials were eligible……included self-measurement of BP.」とある。「random」で検索して見つけても良い。

→ランダム化試験の研究が条件としている。

→選択肢cは正しい。

③ 次に、収集した研究の質の評価は「assessment」で検索する。

④ 見出し「Data extraction and quality assessment」の2段落1行目に「Study quality was assessed……Cochrane tool.」とある。

→コクランのツールを用いて質の評価をしていることがわかる。

→選択肢dは正しい。

Q5の答え c

異質性を含むデータの統合に関する問題です。

注3） 評価者の人数：1人で判断することは、筆者らにとって都合の良いデータの抽出になりかねないので、複数でやることが望ましい。2人での意見が割れた場合、協議する、あるいは3人目の評価者が仲裁に入ることで、合意形成して判断することが大切。

①異質性の確認は「heterogeneity」で検索して、記載部分を見ていく。

② 見出し「Data synthesis and analysis」の3行目に「Intention-to-treat ……using the I-squared (I^2) statistic for heterogeneity.」とある。

→I^2統計量を算出していることがわかる。

→選択肢aは正しい。

③ 感度分析の確認として「sensitiv」を検索すると、4段落1行目に「Sensitivity analyses ……」とある。

→感度分析を行っているので、選択肢bは正しい。

→異質性が高い研究や質の悪いようなデータが含まれている場合、除いて解析しなおすことがある。

→異質性の程度は資料によって定義が異なっているが、値が大きければ異質性は高く、各結果にばらつきがあることを表している。

④ Figure 1のwebや電話によるフィードバックがある自己管理（self-monitoring with web/phone feedback）を見てみる。

→I^2統計量は69.3％、p＝0.006と有意差がついており、異質性があると判断でき、各結果にばらつきがあることがわかる。

→選択肢cは誤り。

→同様にすべての項目を統合した結果（Overall）でも、I^2統計量が76.2％、p＜0.001と異質性があると判断できる。

→選択肢dは正しい。

Q6の答え a、d

フォレストプロットを読み取る問題です。

① Figure 1は収縮期血圧、Figure 2は拡張期血圧の12か月変化に関する結果が示されている。

→各Figureの上部に「Mean sBP/dBP diff」と表記があるので、平均血圧の差で示され、リスク比で表されていないことがわかる。

→選択肢aは誤り。

→差で示されているため、「0」を基準に有意差を判断する。

② 収縮期血圧（Figure 1）のwebや電話によるフィードバックや教育がある自己管理(self-monitoring with web/phone feedback & education）を統合した結果（subtotal）である。

→95％CIを示すひし形は0より小さな値になっているので、介入群が有意に低くなっていることがわかる。

→選択肢bは正しい。

→同様に、全項目を統合した結果（Overall）の選択肢cも正しい。

③ 次に拡張期血圧（Figure 2）の個々の結果である串刺し図を見る。

→0をまたいでいるものもある。

→いずれの場合も血圧を有意に下げているとは限らない。

→選択肢dは誤り。

Q7の答え c

サブグループ解析の結果を読み取る問題です。

①Figure 6が収縮期血圧、Figure 7が拡張期血圧の結果を示した図である。RCTの結果と同じように見る。

→プロットが概ね「intervention」に位置することから、介入群が血圧を低下させていることが多い。

→年齢（Age）を見ると、40歳未満は0をまたいでいるので、収縮期血圧が有意に低下するとは言えない。

→選択肢aは誤り。

→心筋梗塞の既往の有無（History of MI）においても、既往がある患者では0をまたいでおり、有意差がないことがわかる。

→選択肢bは誤り。

→糖尿病（Diabetes）の有無では、いずれも有意に低下させる。

→選択肢cは正しい。

② Figure 7から研究開始時の収縮期血圧（Baseline sBP）を見る。

→170 mmHg以上の場合、0をまたいでおり、有意差がないことがわかる。

→選択肢dは誤り。

＜ Step 4 患者への適用 ＞

患者背景を踏まえ、情報をどう活用するか検討しましょう（次回の来局を想定して）。

【例：次回来局時の患者への声掛け】

Ｅさん、こんにちは。この間は「血圧なんて！」って仰ってましたが、最近トレーニングは行けていますか？　なるほど高いときが少なくなって、トレーニング行ける日が増えているんですね。それは嬉しいですね。そういえば、Ｅさんはご自宅での血圧測定はどうされていますか？　今、止めておられるなら、もう一度再開してみませんか？　自分で血圧を測ると、少し血圧が下がるという話もあります。ご家族が血圧の値のことを心配されるように、僕も心配していますよ。毎日測ってみて、何か気になることがありましたら、お電話でも構いませんのでお話ください。気になりっ放しは良くないので、なんでも相談に乗りますよ。

患者適用に活用した論文情報の根拠を書き出しておきましょう。

【例】

患者背景
・160 / 90 mmHg
・自宅での血圧測定を止めている

論文情報
・外来で血圧を測っている高血圧患者
・血圧測定（各条件）vs 通常ケア
・Figure 1のすべての統合結果（Overall）の収縮期血圧 −3.24（−4.9 - −1.57）。
・Fig.1のフィードバックと教育（Self-monitoring with web/phone feedback & education）の統合結果（Subtotal）の収縮期血圧 −4.42（−7.11 - −1.73）。

＜ Step 5 振り返り ＞

Step 1〜4を通して振り返りを行い、やり残したことや次に向けた改善点の抽出をしてみましょう。

【例】

Step 3

MAで扱う個々の研究は、それぞれ患者背景や細かな介入方法が異なる。そのためMAの結果だけでは、平均的な値しかわからない。対象となった領域の効果を把握するためには重要な研究手法であるが、患者個人に適用するならば個々の研究を読んでいく必要がある。例えばFigure 1のTASMINH-SR[1)]は大きな効果を示しているので、研究対象となった患者とEさんが類似していれば、介入効果が大きそうである。なお、統合結果は、MeansBPが−3.24と値として小さい印象を受ける。統計学的に有意差があっても臨床意義が大きいかは別の話である。

Step 4

血圧とトレーニングに関連した話をしたけれど、Eさんの真の想いはどこにあるのだろうか。今後の希望やどうありたいか、どう過ごしたいか、もっと話を聞かないといけない。

まとめ

- スタートである患者の想いの抽出が最優先で、変化があれば適用もまた変わっていく。
- RCTと同様、質を評価した上で結果を解釈することが大切。
- SR & MAは同じアウトカムの研究を集めて解析しているので、介入の平均的な効果を知ることができる。
- MAはあくまで平均的な効果であり、それぞれの研究の患者背景などの細かな設定が異なるため、個々の研究を読んでみる必要がある。
- 統計学的な有意差が、必ずしも臨床で大きな意味をもつかはわからない。

参考文献

1) McManus RJ, et al. Effect of self-monitoring and medication self-titration on systolic blood pressure in hypertensive patients at high risk of cardiovascular disease: the TASMIN-SR randomized clinical trial. JAMA. 2014; 312: 799-808. PMID: 25157723.

（上田 昌宏）

コラム
カルシウム
拮抗薬

『化学構造から見るカルシウム拮抗薬』

今回のコラムでは、降圧薬の中で取り上げていなかったジヒドロピリジン系のカルシウム拮抗薬について紹介します。図5-1に、ニフェジピンとアムロジピンの構造を示します。国家試験であれば、「どちらの化合物に不斉炭素原子があるか？」ということを問われそうですが、ここでは、アムロジピンの側鎖に注目します。アムロジピンの側鎖には、①エーテル結合、②アミノ基が存在しています。エーテル結合は、アムロジピンの1,4-ジヒドロピリジン部分のN-H基と水素結合を形成し、酸化的代謝反応の進行を遅らせると考えられています。さらに、アミノ基の存在により、アムロジピンが血中でイオン化体となり親水性が向上していると考えられます。このため、血中から代謝酵素が存在する肝細胞に移行しにくい、代謝酵素の認識が低下すると推定されます[1)]。その結果、アムロジピンの半減期は、37時間とニフェジピンの10倍程度長くなっています[2,3)]。

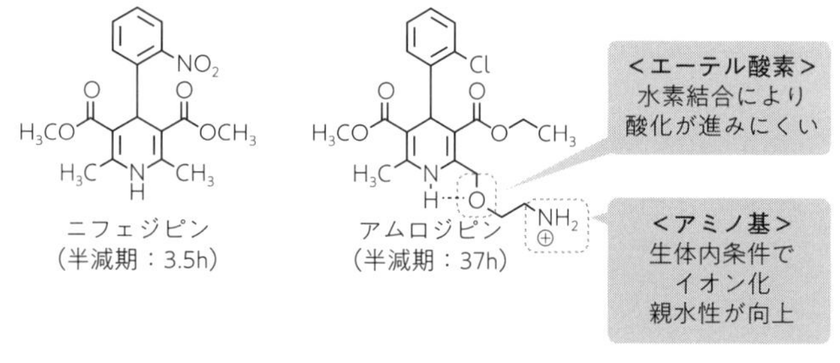

ニフェジピン
（半減期：3.5h）

アムロジピン
（半減期：37h）

<エーテル酸素>
水素結合により
酸化が進みにくい

<アミノ基>
生体内条件で
イオン化
親水性が向上

図5-1　ニフェジピンとアムロジピンの構造

さらに、代謝に関連する薬物相互作用への影響について、CYP阻害薬であるクラリスロマイシンとCYP阻害作用がほとんどないアジスロマイシンとの併用による急性腎障害の発生率を比較した観察研究の結果を示します（表5-1）。

両薬剤ともクラリスロマイシン併用時に発生率は上昇するものの、CYPの影響を受けにくいアムロジピンの発生オッズ比の方が1.6倍程度に収まっています[4)]。この差の要因が、アミノ基だけの効果だけに結論付けることはできませんが、化学構造から考察できる一つの可能性を示した事例です。

表5-1 マクロライド系抗菌薬との併用による急性腎障害の発生比較

医薬品名	急性腎障害発生率		発生オッズ比[95%信頼区間]
	クラリスロマイシン併用（CYP3A4阻害あり）	アジスロマイシン併用（CYP3A4阻害なし）	
ニフェジピン	0.78%	0.15%	5.33[3.39-8.38]
アムロジピン	0.40%	0.25%	1.61[1.29-2.02]

参考文献

1) Stopher DA, et al. The metabolism and pharmacokinetics of amlodipine in humans and animals. J Cardiovasc Pharmacol. 1988; 12 Suppl7: S55-59. PMID: 2467130
2) アダラートL錠・医薬品インタビューフォーム.
3) ノルバスク錠・医薬品インタビューフォーム.
4) Gandhi S, et al. Calcium-channel blocker-clarithromycin drug interactions and acute kidney injury. JAMA. 2013; 310: 2544-2553. PMID: 24346990

（清水 忠）

トレーニング 6日目

< 仮想症例シナリオ >

あなたは、調剤薬局の薬剤師である。クリニックが多いエリアに開設した薬局で、特別な薬というよりもありふれた薬の処方が多い。今日も、患者のDさんがやってきた。

Dさんは話好きな73歳の男性で、月に一度薬を取りに来て、薬剤師とおしゃべりをする。その後、薬局に置いてあるミネラルウォーターを紙コップで飲み、新聞を読みながらテレビを見て、帰っていく。処方もカルシウム拮抗薬が一つだけであった。

「ちょっとこれみてくれない？」と血圧計のプリントを出すDさん。

Dさんの血圧はいつも「130/80 mmHg」ぐらいで、「血圧優等生だ！」と自慢して血圧計のプリント紙を見せに来るのだった。今日はその値が「140/85 mmHg」と印刷されていた。

「これショックなんだよ。最近、いつも血圧の上のほうが、140以上あるんだよ。何にも症状ないけどなぁ……。血圧が上がるって、脳出血を起こすんでしょ？」

いつもにこやかなDさんが、真顔であった。

そういえば先月ぐらいからDさんは浮かない表情をしていたような気がする。あなたは140/85 mmHgはそんなに高くないことを説明したが、Dさんの表情は暗いままであった。いろいろと説明するのを聞いてか聞かずか、Dさんは「帰るわ」と元気なく言うと、いつもの水も飲まずに薬局を出ていった。あなたは「ちょっと血圧が上がったからって心配しすぎじゃない？」と思いながら、背中を見送った。

後日、別の薬剤師にこのことを話すと、Dさんが「Dさんの友達で血圧が少し上がって脳出血を起こした人がいるって言っていたよ。すごい悲しそうだった。それで『自分も怖い』って言っていた」と教えてくれた。

あなたはガイドラインで血圧の目標値を調べてみたが、収縮期血圧が140 mmHgというのは問題がないような気がする。しかしDさんにガイドラインの目標値を話しただけでは、恐怖心は取れなかった。あなたは自分の話に何かが足りないことを感じ，降圧目標について論文を探すことにした。

「そういえば、コクランの血圧レビューがあったよな。」

あなたはダウンロードしたPDFのアイコンをクリックした。早速、論文のPICOを立ててみよう。

（高垣 伸匡）

＜ Step1 臨床問題の定式化 ＞

シナリオの患者が抱える問題をPICO形式で整理します。なんでもOKですので、いっぱい考えて書き出しましょう。

P（患者の情報）		
I（介入）	C（比較）	O（結果）

以下の【例】は筆者の考えたものになります。

【例】

P（患者の情報）
73 歳の男性 Ca 拮抗薬 1 種類を服用（月 1 度受診） 血圧 130/80 mmHg→140/85 mmHg 友人が脳出血になったことから心配になっている 高血圧の病識が乏しい？

I（介入）	C（比較）	O（結果）
①血圧を 130/80 mmHg を目指す ・Ca 拮抗薬を変更する ・他の降圧薬を追加する ②毎日血圧を測定する ③血圧について説明する ④食事や運動について指導する	①これまでの治療を継続する ②来局時に測定する ③何もしない ④これまで通りに生活する	血圧 脳出血 死亡 QOL 心血管イベント

＜ Step 2 問題解決のための情報検索 ＞

問題解決の参考となる情報を検索しましょう。**Step 1**で立てたPICOから解決したいPICOを選びます。

PICOから抽出した重要なキーワード

検索単語

検索結果より、気になる論文をピックアップします。

気になった論文（PMIDだけを記載するのでもOKです）

では、お題論文は、下記の通りです。こちらで進めていきましょう。

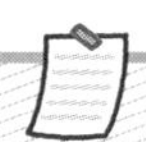

＜お題論文＞PMID: 28787537

Blood pressure targets for hypertension in older adults (Review). Cochrane Database Syst Rev. 2017 ; 8 : CD011575 .

以下の【例】は筆者の考えたものになります。

【例】

キーワード

高血圧＝hypertension、高齢者＝elderly/older　など

検索単語

hypertension, elderly, older　など

フィルター

Systematic review

ソート

best match

気になった論文

①60歳以上の高血圧患者に対する薬物療法の研究

Pharmacotherapy for hypertension in adults 60 years or older. Cochrane Database Syst Rev. 2019 ; 6 : CD000028 . PMID: 31167038

②中年の高血圧とアルツハイマーの関係を検討した研究

Midlife Hypertension and Alzheimer's Disease: A Systematic Review and Meta-Analysis. J Alzheimers Dis. 2019 ; 71 : 307 - 316 . PMID: 31381518

③高齢者ポリファーマシーの適正使用のための介入に関する研究

Interventions to improve the appropriate use of polypharmacy for older people. Cochrane Database Syst Rev. 2018 ; 9 : CD008165 . PMID: 30175841

PICOから、「高血圧」「高齢者」をそのままキーワードとしました。

60歳以上の高血圧患者に対する薬物療法を検証している論文が見つかりました（気になった論文①）。

また、少し視点が異なりますが、中年期の高血圧患者とアルツハイマー病の関係性を調べた研究も見つかります（気になった論文②）。

そして、PICOの③から薬剤師の介入について検索してみます。高齢者のポリファーマシーに対しての介入の論文が見つかりました（気になった論文③）。

なお、RCTを検索すると大量に見つかる場合があります。そのときは、SRから検索してみるのも一つの手段です。質の高いSRに出合うことができれば、包含された類似テーマの研究が載っているはずです。その中から必要な研究を読み、目の前の患者さんに活用していくことで、時間を上手に使えることもあります。また含まれた研究を読むことで、その領域や治療法を学ぶことができます。

< Step3 情報の批判的吟味 >

得られた情報が信頼できるか確認していきましょう。第4章の「2. システマティックレビュー・チェックシート」（→p.150）を使って論文を読んでください。

※金芳堂本書サイトより、チェックシートがダウンロードできます。ご活用ください。また、本論文の回答例も確認できます。

コクランレビュー（Cochrane Review）は、研究の質が高く、とてつもないページ数ですが、読むべきポイントは決まっています。臆せず検索機能を駆使して読んでいきましょう。項目が細かく分かれているので他の論文に比べて、比較的簡単に見つけられるものもあります。**Q1～5**は「METHODS」を確認します。**Q6・7**は「RESULTS」を確認します。

● お題論文に関する問題演習

Q1 本論文の検索の対象となっている条件の患者（P）、介入群（I）、対照群（C）について、誤っているものを1つ選べ。

a. 65歳以上の高血圧の患者を対象としている。

b. 高血圧に関する治療を受けていない患者を対象としている。

c. 患者の血圧について、少なくとも2回140/90 mmHgを記録している。

d. 介入群として収縮期血圧は150～160 mmHgを目標値にしている。

e. 対照群として収縮期血圧は140 mmHg以下を目標値にしている。

Q2 本論文の検索の対象となっている条件の転帰（O）ついて、誤っているものを2つ選べ。

a. 主要評価項目として、あらゆる原因による死亡を設定している。

b. 主要評価項目として、すべての脳卒中を設定している。

c. 主要評価項目として、施設の入所を設定している。

d. 主要評価項目として、心血管系の有害事象の発生を設定している。

e. 評価項目の中に、収縮期血圧や拡張期血圧の血圧に関する項目はない。

Q3 研究の検索方法についての以下の記述のうち、正しいものを2つ選べ。

a. 言語に制限をかけずに検索している。

b. 5種類の文献情報データベースを検索している。

c. 関連論文の参考文献の一部を確認している。

d. 関連論文の著者に連絡して研究結果に関する情報を集めている。

e. 出版されているデータに絞って検索をしている。

Q4 本研究で収集した研究の選択や質の評価に関する以下の記述のうち、正しいものを2つ選べ。

a. 2人の研究者が独立して各研究の適格性を評価し、組み入れた。

b. 適格性や組み入れの判断がつかなかった場合、第三者が判断した。

c. Figure 1より、24研究の全文を読み、メタアナリシスの対象となった研究数は9つである。

d. 1人の評価者が、研究の質の評価を行った。

e. 論文の質の評価は、Jadad Scoreを用いている。

Q5 異質性の検討、出版バイアスおよびデータの統合に関する以下の記述のうち、正しいものを2つ選べ。

a. 異質性の検討として、I^2統計量を算出している。

b. Egger's test を用いて出版バイアスを確認している。

c. 出版バイアスの検討として、ファンネルプロットを作図する計画であった。

d. 異質性の検討結果によらず、感度分析を行っていない。

e. Random effect model を使用して結果を統合している。

Q6 主要評価項目の結果（Figure 3・4）に関する以下の記述のうち、正しいものを1つ選べ。

a. 結果はオッズ比で示されている

b. あらゆる原因による死亡の各研究について、研究によっては有意差があるものとないものがある。

c. あらゆる原因による死亡の統合結果について、血圧をより降下させたほうが有意に頻度を低下させることがわかる。

d. あらゆる原因による死亡の統合結果について、異質性が小さいと判断できる。

e. 脳卒中の統合結果について、血圧をより降下させたほうが有意に頻度を低下させることがわかる。

Q7 有害事象の結果（Figure 5・6）に関する以下の記述のうち、正しいものを2つ選べ。

a. 結果はハザード比で示されている。

b. 深刻な心血管の有害事象の統合結果について、血圧をより低く設定したほうが頻度を有意に減らすことがわかる。

c. 深刻な心血管の有害事象の統合結果について、異質性が全くないことがわかる。

d. 研究からの脱落に至る有害事象について、2つの研究が統合に組み込まれている。

e. 研究からの脱落に至る有害事象について、両群に有意差がないことがわかる。

問題演習の答えと解説

Q1の答え b

PICOの「P/I/C」に関する問題です。

①「patient」や「participant」で検索。
②「SUMMARY OF FINDINGS（注4）」に見つかる。
③「older adults with primary hypertension」とある。
→本態性高血圧の高齢者とわかる。
④ 詳細を把握するため、見出しの「Types of participants」を確認する。
→1行目に「Adults 65 years of age or older who are either」とある。
→65歳以上で、次のいずれかに該当する人が挙げられる。
→「1. すでに高血圧に対する治療を行っている」「2. 少なくとも2回は140/90 mmHg以上を記録している」患者が対象とわかる。
→選択肢a、cは正しく、bは誤り。
⑤ 次に治療について「intervention」を探す。
⑥「SUMMARY OF FINDINGS（注4）」に見つかる。
⑦「Intervention」に収縮期血圧 150-160 mmHg、拡張期血圧 95-105

注4）Summary of Findings（SoF）：コクランレビューに記載されることがある、研究のPICOおよび結果を示しているまとめの表である。また、追跡期間や患者数、研究数が載っている。

mmHgとあり、「Comparison」に140/90 mmHg未満とある。

→選択肢d、eは正しいが、詳細を確認するために以降も読む。

⑧ 見出し「Types of interventions」が見つかり、今回の介入に関する内容が書かれている。

→今回の血圧測定は、外来・在宅・オフィス測定に関わらないことが、追加の情報として読み取れる。

Q2の答え b、e

PICOの「O」に関する問題です。

①「outcome」で検索。

②「SUMMARY OF FINDINGS」に4項目が見つかる。

③ 検索を続けると見出し「Types of outcome measures」にprimary outcomeが4つ、secondary outcomeが9つ、記載が見つかる。

④ 主要評価項目は「あらゆる原因による死亡」「脳卒中（致死的、非致死的なものであるが、虚血性脳卒中は除く）」「施設への入所」「心血管系の重篤な有害事象」であることがわかる。

→選択肢a・c・dは正しく、bは誤りで正解。

⑤ 副次評価項目を確認すると、8・9（収縮期、拡張期血圧の平均値）にあるように血圧に関する項目がある。

→選択肢eは誤りで正解。

Q3の答え a、d

研究をどのように検索したかを確認する問題です。

①「search」で検索。

② 見出し「Search methods for identification of studies」と検索に関する項目がある。

③ 続いて、見出し「Electronic searches」の「The Cochrane……without language……restrictions」とある。
→検索言語や出版年の制限はないことがわかる。
→選択肢aは正しい。

④ 具体的な各データベースについては、1~6の項目に記載がある。
→6つで検索していることがわかる。
→選択肢bは誤り。

⑤ 参考文献は「reference」を検索。

⑥ 見出し「Searching other resources」と②以外の検索に関する記述がある。

⑦ 1行目に「We checked all references……to contact the study authors……any additional published or unpublished data.」とある。
→前半の記述から、すべての参考文献に目を通している。
→中盤の記述から、論文の著者に連絡を取っている。
→後半の記述から、出版の有無にかかわらず研究を探している。
→選択肢dは正しく、c、eは誤り。網羅的に研究を検索している。

Q4の答え a、b

研究の選択や質の評価方法に関する問題です。

① 論文の選択に関する単語の「collect」や「select」を検索。

② 項目「Data collection and analysis」に見出し「Selection of studies」

がある。

→1行目「Two review authors independently screened ……inclusion criteria.」と、2人の研究者が独立して、スクリーニングを行っているとわかる。

→選択肢aは正しい。

③ 続く「A third author adjudicated any disagreements……inclusion.」と、2人の意見が一致しない場合、3人目が判断したとある。

→選択肢bは正しい。

④ Figure 1に論文検索による組み入れ結果が示されている。

→3,088件から最終の量的解析は3件である。

→選択肢cは誤り。

⑤ 続いて、論文の質の評価に関しては「assessment」で検索。

⑥ 見出し「Assessment of risk of bias in included studies」が見つかる。

→1行目「Two review authors independently assessed the risk of bias……using the Cochrane recommended tool (Higgins 2011).」と、2人が独立してバイアスを評価している。

→選択肢dは誤り。

→コクランが推奨しているツールで評価している。なお、質評価の結果はFigure 2に示されている。

→選択肢eは誤り。

Q5の答え a、c

異質性の検討方法やデータの統合に関する問題です。

①「heterogeneity」で検索すると、見出し「Assessment of heterogeneity」が見つかる。

② 1行目「We assessed heterogeneity using a Chi^2 test of…… calculating the I^2 statistic (Higgins 2003).」とある。

→Chi^2 testとI^{2}統計量の算出が行われていることがわかる。

→選択肢aは正しい。

③「publication」で検索しても、出版バイアスに関する記述は見当たらない。

③ 関連する単語「funnel」で検索する。

④ 見出し「Assessment of reporting biases」内に見つかる。

→1行目「We did not prepare any funnel plots……10 or more studies were found.」とある。

→ファンネルプロットを作図する計画であったことがわかる。

→選択肢bは誤り、cは正しい。

→なお、ファンネルプロットを作図する場合、10件以上の研究が必要とされる。

⑤ 感度分析について見出し「Sensitivity analysis」が見つかる。

→文中から異質性が存在する場合は、異質性の高い研究を含む・含まない解析を行うことが記されているとわかる。

→選択肢dは誤り。

⑥ データの統合について「fix」で検索すると、見出し「Data synthesis」に「fixed-effect meta-analyses.」とある。

→選択肢eは誤り。

Q6の答え b

Figure 3、4のフォレストプロットを読み取る問題です。

① 各図ともに「Risk Ratio」の記述がある。

→リスク比で結果は表されており、オッズ比ではない。

→選択肢aは誤り。

② Figure 3 (All-cause mortality：あらゆる原因による死亡) を見る。

→各研究の95%CIを見ると、有意差が"ない"研究と"ある"研究がある。

→選択肢bは正しい。

③ 統合結果は1.24 (95%CI：0.99, 1.54) とある。

→95%CIが1をまたいでおり、両群に有意な差は見られない。

→選択肢cは誤り。

④ 異質性を示すI^2が79%である。

→異質性はとても高いと判断できる。

→選択肢dは誤り

⑤ Figure 4 (Stroke：脳卒中) の統合結果を見ると1.25 (95%CI：0.94, 1.67) とある。

→95%CIが1をまたいでおり、両群に有意な差は見られない。

→選択肢eは誤り。

Q7の答え d、e

Figure 5、6のフォレストプロットを読み取る問題です。

① 各図ともに「Risk Ratio」の記述がある。

→リスク比で結果は表されており、ハザード比ではない。

→選択肢aは誤り。

② Figure 5 (深刻な心血管の有害事象) の統合結果は1.19 (95%CI：0.98, 1.45) とある。

→95%CIが1をまたいでおり、両群に有意差はない。

→選択肢bは誤り。

③ I^2=59％である。

→異質性が全くないとは言えない。

→選択肢cは誤り。

④ Figure 6（脱落に至る有害事象）の「Study of Subgroup」を見る。

→2研究（JATOS 2008、VALISH 2010）が統合に組まれている。

→選択肢dは正しい。

⑤ 統合結果は0.83（95％CI：0.58, 1.19）とある。

→95％CIが1をまたいでおり、両群に有意差はない。

→選択肢eは正しい。

＜ Step4 患者への適用 ＞

患者背景を踏まえ、情報をどう活用するか検討しましょう（次回の来局を想定して）。

【例：次回来局時の患者への声掛け】

こんにちは。特にお変わりないですか？　この間元気がなかったように思ったので、血圧と脳卒中の関係について調べてみました。ほらDさん、脳出血のこと気にされていたでしょ。65歳以上の方を対象に上の血圧140 mmHg未満を目標にした場合と、150 mmHgくらいを目標にした場合での脳出血の頻度を比べた研究があるんです。その結果を見ると、頻度はあまり変わらないみたいですよ。心配だと思うのですが、病は気からって言うし、あまり思い詰めないでくださいね。そういえば血圧計はお持ちですか？　ご自宅で毎日測られているなら、その記録を見せてほしいです。医療者がDさんにフィードバックをすることで、血圧が下がりやすいという研究もあるんですよ。気になることはなんでも仰ってくださいね。

患者適用に活用した論文情報の根拠を書き出しておきましょう。

【例】

患者背景
・72歳男性
・血圧 140/85 mmHg
・脳卒中を気にしている

論文情報
・対象患者は65歳以上
・収縮期血圧：<150〜160 mmHg vs <140 mmHg
・Figure 3（脳卒中）の統合結果は1.24（95%CI：0.99-1.54）

＜ Step 5 振り返り ＞

Step 1〜4を通して振り返りを行い、やり残したことや次に向けた改善点の抽出をしてみましょう。

【例】

Step 1

Dさんが楽しく生活できるよう、前向きな気持ちになることが最重要だったように思う。Outcomeに病識の理解度などを設定することで、治療に前向きになるような提案ができたかもしれない。

Step 3

MAの結果だけで結論づけるのは難しい。今回は脳卒中に関わる研究（Figure 4）が3つと少なかったので、すべて目を通してから行動したほうが良かった。各プロットが同じ位置になく相反する結果となっており、異質性が高いことから内容を吟味するべきだったと思う。

Step 4

統合に使用された３研究を読み、患者背景などの条件が大きく異なっていた場合、本研究だけでの適用は難しかったと言える。各研究の中でＤさんと合致しているPICOの研究を参考にするべきだった。次回の来局時までに読んでおいて、考えをまとめておきたい。

まとめ

- 1回の会話で完結することはないため、次回に向けての課題を見つけて取り組むサイクルを作ることが大切。
- コクランレビューの場合、SoFを見ることで文章を読まなくてもPICOと結果を把握することができる。
- 各研究結果がばらついている場合、その結果を鵜呑みにするのは誤った情報提供につながるかもしれない。
- 「MAだから良い」と思考停止するのではなく、個々の研究を丁寧に読んでそれぞれの違いを見出すことで、目の前の患者に使えるか使えないかを判断する必要がある。

（上田 昌宏）

コラム
ARB

『化学構造から見るARB』

本章で評価したシステマティックレビューは、降圧目標値の比較であるために様々な降圧薬が使われています。今回のコラムでは、3個のARBにフォーカスして個々の特性を見ていこうと思います（図5-2）。

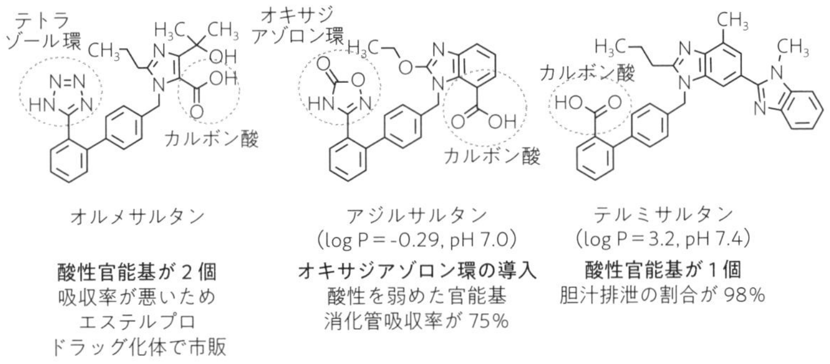

テトラゾール環
カルボン酸

オルメサルタン

酸性官能基が2個
吸収率が悪いため
エステルプロ
ドラッグ化体で市販

オキサジアゾロン環
カルボン酸

アジルサルタン
（log P = -0.29, pH 7.0）

オキサジアゾロン環の導入
酸性を弱めた官能基
消化管吸収率が75%

カルボン酸

テルミサルタン
（log P = 3.2, pH 7.4）

酸性官能基が1個
胆汁排泄の割合が98%

図5-2　特徴的なARBの構造と特性

オルメサルタンは、複数のARBに共通してみられるテトラゾール環とカルボン酸を持っています。医薬品化学の視点では、テトラゾール環はカルボン酸のバイオイソスターとして、同程度の酸性度を有しています。このため、オルメサルタンは2個の酸性官能基の存在により、消化管吸収率が非常に低くなることから、1個のカルボン酸をメドキソミルエステルとして保護したオルメサルタンメドキソミルとして上市されています[1)]。

そこで、吸収率の低下の問題をエステル化することなく解決したARBがアジルサルタンです。アジルサルタンには、多くのARBで見られるテトラゾール環に比べて酸性度が低いオキサジアゾロン環とすることにより、消化管吸収率が75％と大幅に向上しています[2)]。

さらに、ARBの中でも異彩を放っているのがテルミサルタンです。化学構造を見ると酸性官能基はカルボン酸が1個しかなく、アジルサルタン（log P＝−0.29）に比べて、分配係数（log P）が3.2と脂溶性の高い医薬品となっています。このため、胆汁排泄が98％となり腎機能が低下している患者さんへの適用が可能となっています。

参考文献

1）オルメテック錠・医薬品インタビューフォーム.
2）アジルバ錠・医薬品インタビューフォーム.

（清水 忠）

あとがき

繰り返しになりますが、論文に書かれた結果のみで医療を行うことは、EBMではありません。本書は医学論文に重点を置いて構成されていますが、医学論文は一つの情報に過ぎず、患者背景を重視した（4つの輪を意識した）医療を提供することが重要です。情報通りの医療ではなく、患者のありたい姿を汲み取り、「薬剤師はどう寄り添えるか」「意思決定をどうサポートができるか」が大切と考えています。

提供する医療に正解があるわけではありません。いくつも挙げられる選択肢から、目の前の患者さんにとって最善と思われるものを見つけていくことが大切です。本書では、その選択肢の一つとして、筆者の例を紹介しています。「筆者と同じ方法だったから、これで良かった」「筆者と違ったからダメだ」ではありません。どんなPICOを立ててもいいし、検索をしてもいいのです。手段は関係ありませんので、自分流の方法を見つけて、患者さんのありたい姿をサポートしていってください。

本書を読み終わって、紙面上でEBMの実践を経験し、特に論文の評価ポイントをつかめたはずです。次は、情報の解釈やPICO、適用の手段を深めるステップです。これを一人で行うにはとても難しいため、EBMのワークショップに参加してみる、周りの薬剤師と話をしてみることをお勧めします。また、拙書の『1日1論文、30日で、薬剤師としてレベルアップ！　医学論文の活かし方』（金芳堂）を読んでみるのも一つの方法です。多様な意見や考え方に触れることで、目の前の患者さんにとって最善なものは何か、を深く考えられるようになると思います。このように、少しずつEBMの輪が広がっていくことを願っています。

索引

欧文・数字・記号

和文

あ行

か行

さ行

な行

は行

ま行

や行

ら行

編者プロフィール

上田 昌宏（うえだ まさひろ）

2013年兵庫医療大学薬学部卒業、薬学博士。兵庫医科大学病院薬剤部勤務を経て、2019年4月より摂南大学薬学部に着任。2019年度日本薬学教育学会教育研究奨励賞受賞。卒業後すぐにEBMに触れ、その魅力を伝えたくEBM普及活動を行っている。活動中に教育研究に魅せられ、EBM普及活動とともに薬学教育研究に奔走中。

一緒にトレーニング！
薬剤師・薬学生のためのEBM活用法と論文の読み方

2023年 9 月25日　第 1 版第 1 刷 ©

著　者 ………… 上田昌宏　UEDA, Masahiro
発行者 ………… 宇山閑文
発行所 ………… 株式会社金芳堂
〒606-8425 京都市左京区鹿ケ谷西寺ノ前町34 番地
振替　01030-1-15605
電話　075-751-1111（代）
https://www.kinpodo-pub.co.jp/
組版・装丁…… naji design
印刷・製本…… シナノ書籍印刷株式会社

落丁・乱丁本は直接小社へお送りください．お取替え致します．

Printed in Japan
ISBN978-4-7653-1966-9